# Mit Bewegung geht alles besser

## Gesund & fit bis ins hohe Alter – so klappt es

Prof. Dr. Hans A. Bloss

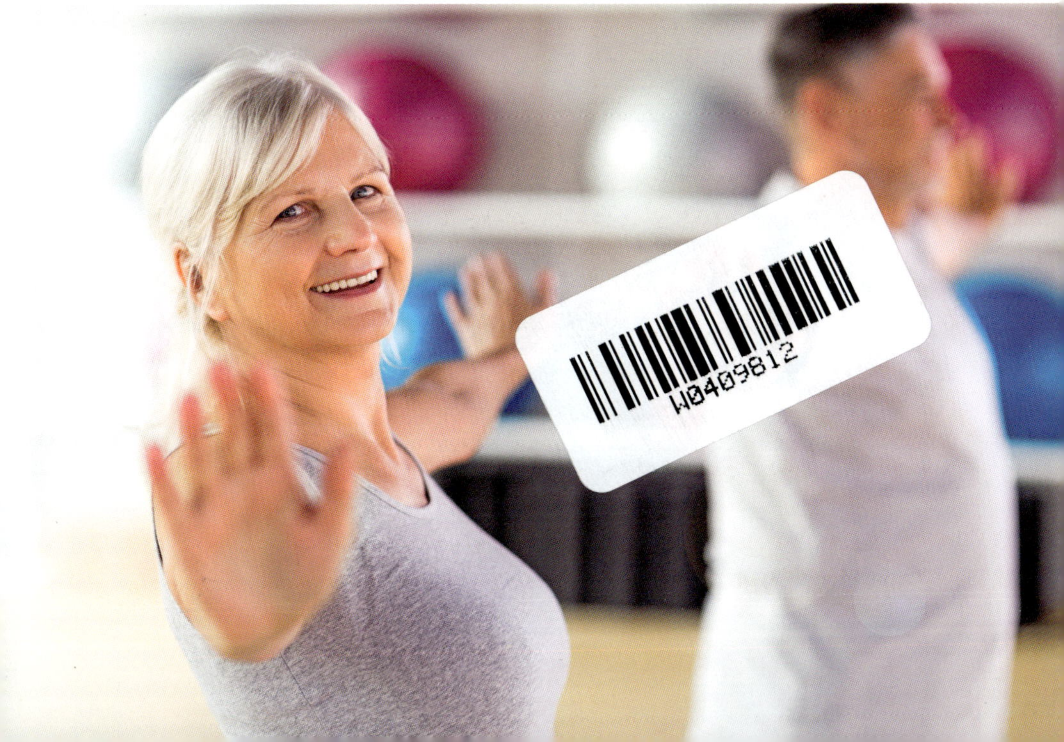

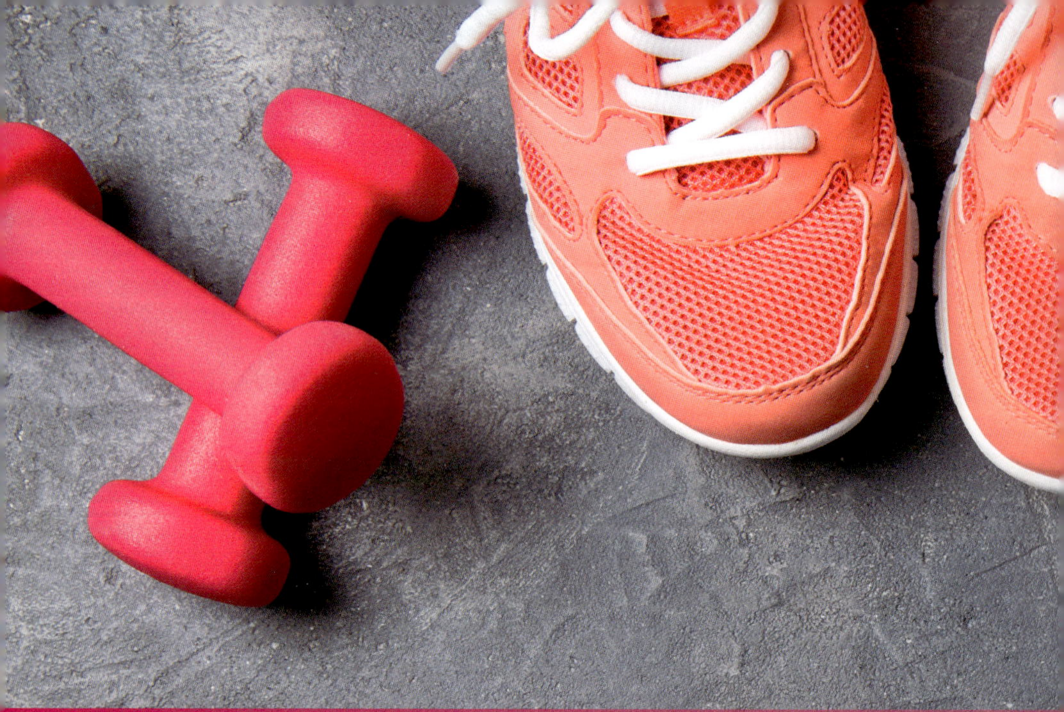

# Inhalt

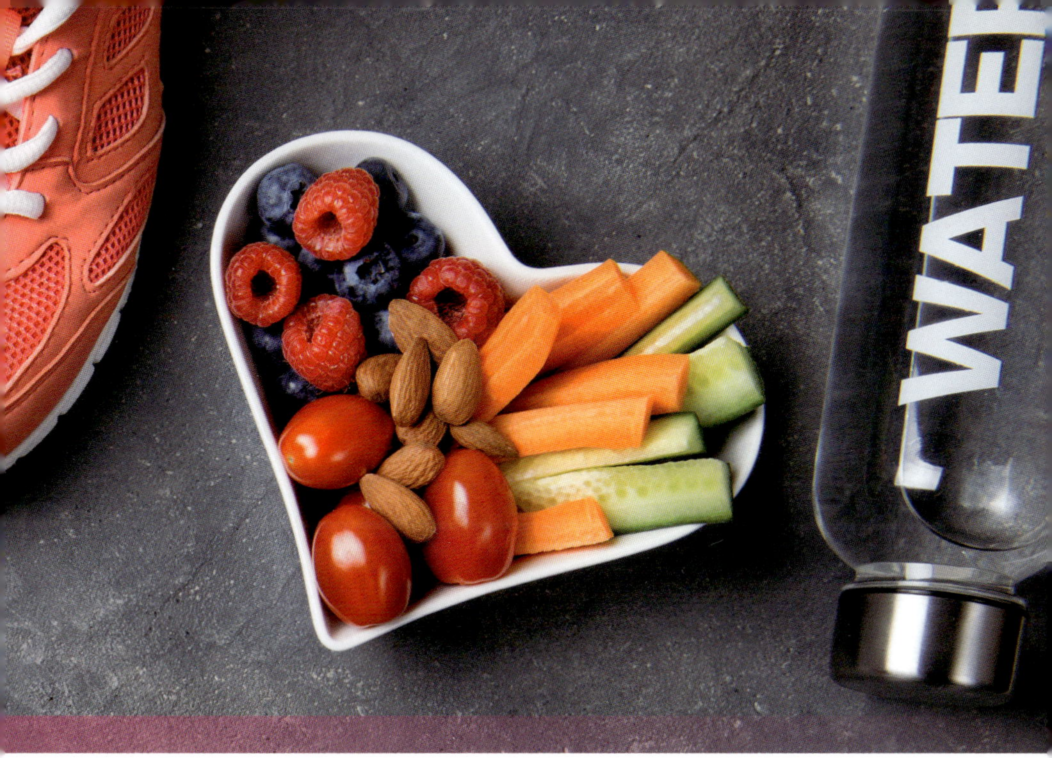
WATER

# Der Autor

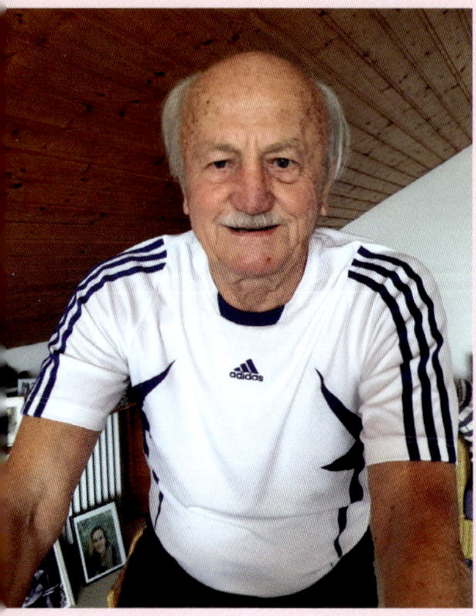

**Prof. Dr. Hans A. Bloss**
Geboren 1939, Sportwissenschaftler und renommierter Gesundheitssport-Experte, beschäftigt sich seit Jahrzehnten mit Bewegung, Sport, Gesundheit und Fitness und gilt als Experte in diesen Bereichen („Fitness-Papst"). Er ist bekannt als Autor zahlreicher Bücher und Beiträge in Zeitungen, Zeitschriften, Rundfunk und Fernsehen und war Gastprofessor in Kolumbien, den USA, Israel, Honduras und Costa Rica.

Prof. Bloss war jahrzehntelang ein begeisterter Jogging-Fan und hält sich im höheren Alter mit Spazieren gehen, Walking, Schwimmen, Radfahren und Heimtraining auf Fitnessgeräten fit. Siehe auch Wikipedia-Eintrag „Hans Andreas Bloss".

# Vorwort

Christoph Wilhelm Hufeland, der berühmte Leibarzt von Goethe und Schiller, erkannte bereits vor über 200 Jahren: „Die Erfahrung lehrt, dass diejenigen Menschen am ältesten geworden sind, die anhaltende und starke Bewegung, und zwar in frischer Luft, haben." Von Johann Wolfgang von Goethe selbst erfahren wir: „Bin ich darum alt geworden, dass ich immer dasselbe denken soll? Ich strebe vielmehr, täglich etwas anderes, Neues zu denken, um nicht langweilig zu werden. Man muss immerfort verändern, erneuern, verjüngen und sich bewegen, um nicht zu verstocken." Martin Walser, nach Günter Grass derzeit sicherlich Deutschlands bekanntester Dichter, sagt uns: „Du musst täglich trainieren, die Zehen wie das Gehirn. Es geht immer nur um eines: Bewegung. Nichts ist so schlimm wie Bewegungslosigkeit."

Es gibt zahlreiche Ratgeber zu Bewegung, Gesundheitssport und Fitness – gedruckt und im Internet. Diese „Bewegung" für mehr Bewegung habe ich in den 1980er Jahren, also vor etwa 40 Jahren, mit meinen Büchern, Zeitschriftenbeiträgen, Rundfunkserien und Fernsehauftritten mit angestoßen und mitgeprägt, weshalb mich viele Medien als „Fitness-Papst" bezeichneten. Der Titel meines 1986 erschienenen Taschenbuches „Bewegung tut not" ist auch heute noch aktuell, denn nach wie vor bewegen sich 50 Prozent der Deutschen über 14 Jahre nicht regelmäßig sportlich.

Das Neue an diesem Ratgeber ist, dass meine Vorschläge sowohl auf wissenschaftlichen Kenntnissen als auch auf jahrzehntelangen eigenen Bewegungs-Erfahrungen und meiner Liebe zur Bewegung beruhen.

Denn es ist ein Unterschied, ob ich als Wissenschaftler und Sporttreibender mit 40 oder 50 Jahren über Bewegungserfahrungen und Trainingsbelastungen rede oder mit 70 oder 80 Jahren. Ich bin inzwischen 82 Jahre alt und dank meiner Liebe zur Bewegung – und vielleicht auch dank Gottes – bisher so gesund und fit geblieben, dass ich meinen Alltag, berufliche Tätigkeiten und meine Freizeit noch gut bewältigen kann.

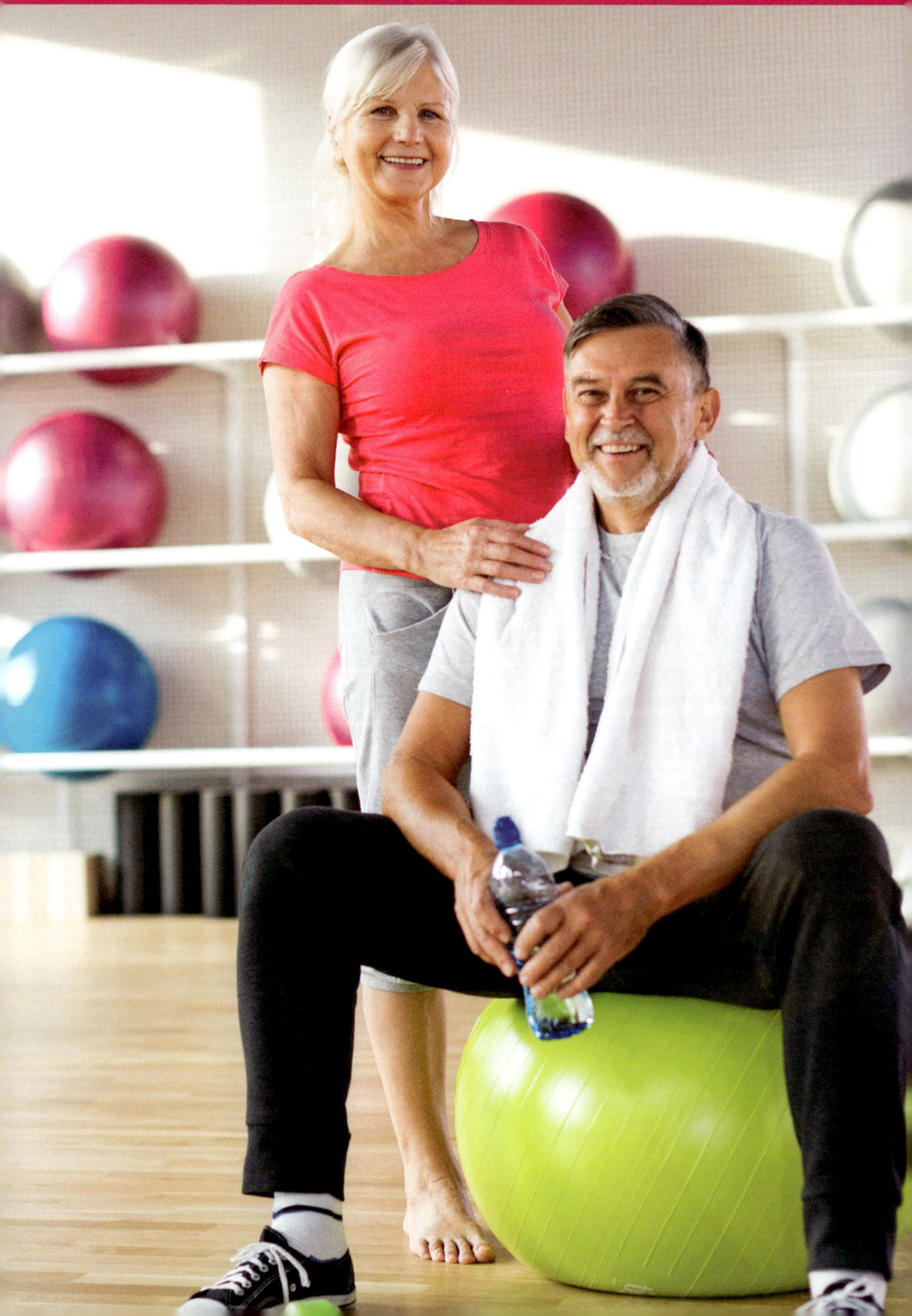

Zwar sind genetische Anlagen wichtig, die meisten Wissenschaftler sind sich aber darin einig, dass wir für bis zu zwei Drittel der Voraussetzungen für ein gesundes, glückliches und langes Leben selbst verantwortlich sind. Bewegung spielt dabei eine zentrale Rolle. Ein „Geheimnis" für ein gesundes und langes Leben gibt es nicht, auch wenn darüber schon viele Bücher geschrieben wurden.

Ich wurde schon oft nach meinem wissenschaftlichen Ansatz bezüglich der Begriffe „Bewegung", „Gesundheitssport" und „Sport" gefragt. In allen meinen Veröffentlichungen seit Mitte der 1980er Jahre hat sich meine Position dazu nicht wesentlich verändert. Im Gegenteil, sie hat sich erweitert und verfestigt. Bewegung und Gesundheitssport sind weitgehend dasselbe, wobei ich zusätzlich den Begriff „sanfter Gesundheitssport" eingeführt habe. Der Fokus liegt auf der moderaten körperlichen individuellen Anstrengung, woraus sich gesundheitliche Wirkungen für mehr Gesundheit, Fitness, Wohlgefühl, Lebensoptimismus, Alterszuversicht, Lebensverlängerung ergeben. Deshalb können Sie auch „Fit ohne Sport" werden und „Ihr Alltag ist Training genug", wie ein weiteres 2007 von mir mitverfasstes Buch heißt, wenn Sie Ihren Alltag entsprechend bewegungsintensiv gestalten.

Wenn auch Sie alt werden und dabei gesund und glücklich bleiben wollen, möchte ich Ihnen die Lektüre dieses Buches ans Herz legen. Denn der Philosoph Arthur Schopenhauer erkannte bereits vor 150 Jahren: „Gesundheit ist zwar nicht alles, aber ohne Gesundheit ist alles nichts."

Fangen Sie morgen mit einer Bewegung an.
Es gibt nichts Besseres im Leben.

Herzlichst,
Ihr Hans A. Bloss

# Bewegung ist Leben

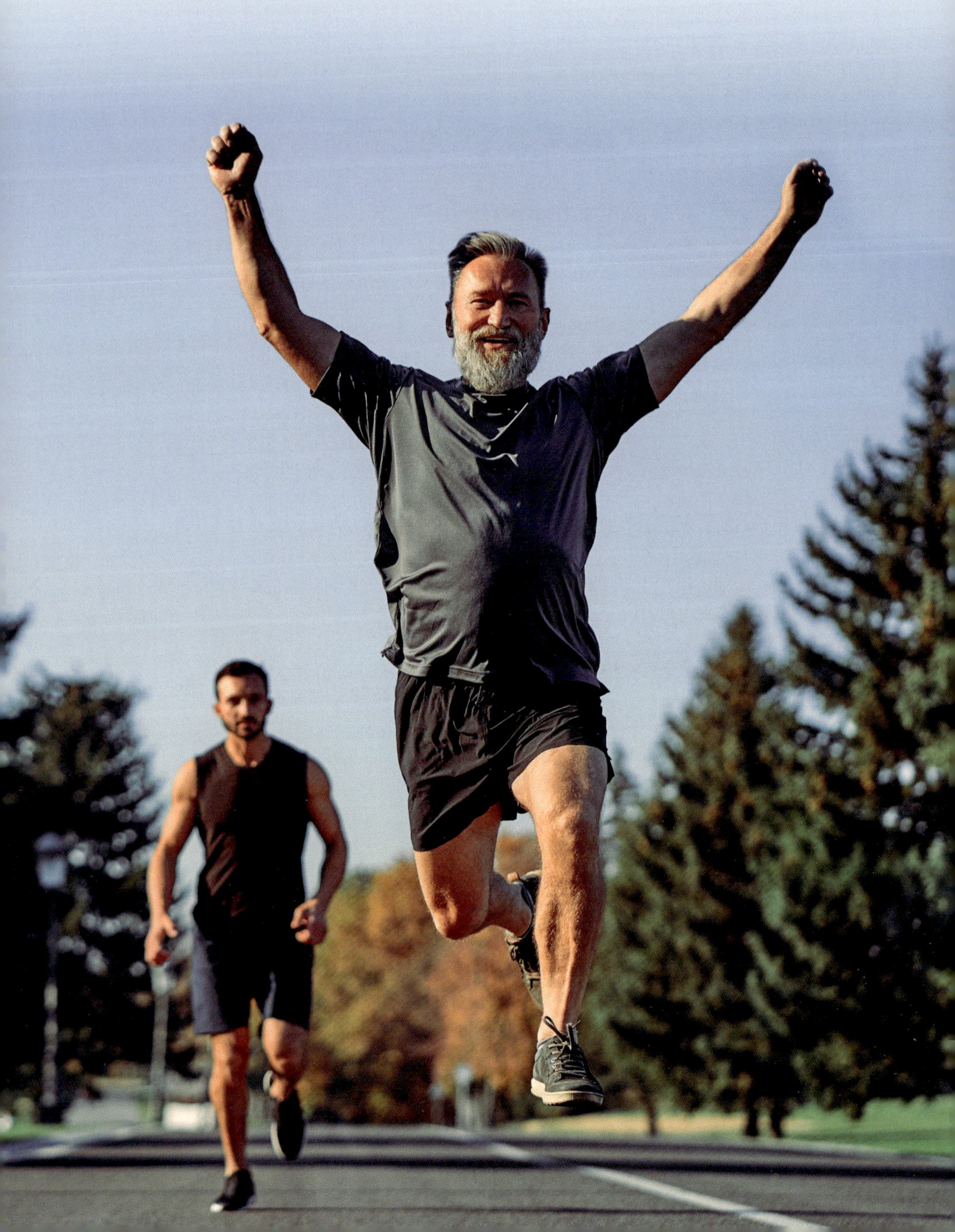

# Warum Bewegung die beste Gesundheitsvorsorge ist

Wenn Sie bisher eher eine Couchpotato waren und dann mit regelmäßiger Bewegung beginnen, spüren Sie es: Sie verfügen über mehr Energie, Lebendigkeit und Vitalität, Sie fühlen sich jünger. Vor allem Menschen über 40 erleben durch mehr Bewegung eine gesteigerte Vitalisierung und ein glückliches Lebensgefühl in allen Lebensbereichen. Und das bleibt nicht auf diesen Lebensabschnitt beschränkt. Eine entscheidende Stellschraube, um im Alter möglichst unabhängig zu bleiben und sich eine hohe Lebensqualität zu erhalten, ist es, sich regelmäßig zu bewegen.

## Die Liebe zur Bewegung

Bei solchen Überlegungen stellt man sich verständlicherweise immer häufiger die Frage: Habe ich eigentlich gut genug und richtig vorgesorgt? Habe ich vielleicht in meinem bisherigen Leben, in jüngeren Jahren, zu wenig darauf geachtet, dass das Leben mit Liebe zur Bewegung geführt werden sollte? Habe ich versucht, mit meiner Seele und meinem Körper liebevoll umzugehen? Seelische und emotionale Befindlichkeiten, man denke nur an Liebesbeziehungen, ergeben sich oft aus Zufälligkeiten und sind meist weniger zu beeinflussen oder zu steuern als körperliche Prozesse. Natürlich hängt im Sinne einer Ganzheitlichkeit alles eng miteinander zusammen, Seele, Emotionen, Geist und Körper, denn körperliche Krankheit wirkt sich auch auf unser Gemüt und unser seelisches Gleichgewicht aus.

In Bewegung bleiben, die Bewegung mit Liebe ausüben, ist das einzig wirksame Mittel, um die Leistungsfähigkeit unseres Organismus zu erhalten, die Liebe zum Leben zu steigern, die negativen Folgen des organischen Alterns zu mildern und in Schach zu halten. 2030 wird jeder dritte Deutsche über 70 Jahre alt sein. Passiv zu Hause auf der Couch oder mit aktiver Bewegung draußen in frischer Luft?

Ich zeige Ihnen mit diesem Ratgeber auf, wie Sie es durch Bewegung schaffen, möglichst spät oder gar nicht auf die Couch angewiesen zu sein. Gesundheit, Glück und Zufriedenheit sind durch eine Bewegung aus Liebe beeinflussbar.

## Frühzeitig in Glück und Zufriedenheit investieren

Die Wissenschaft hat herausgefunden, dass sich frühzeitige „Investitionen" in die Gesundheit durchaus lohnen und in späteren Jahren reiche Früchte tragen. Wer also schon früh richtig vorsorgt, lebt nicht nur in jungen Jahren gesünder und besser, sondern hat auch im Alter mehr davon, weil er länger und glücklicher lebt. Wenn Sie noch jung sind, beginnen Sie daher am besten sofort mit der richtigen Gesundheitsvorsorge. Falls Sie schon etwas älter sind und bisher zu wenig für sich getan haben, sollten Sie ebenfalls gleich damit loslegen. Es lohnt sich immer.
Denn Bewegung ist Leben, Glück und Liebe, von ihr geht alles aus. Sie beeinflusst wie ein Katalysator auch unser Ernährungsverhalten sowie unseren Umgang mit Stress, Hektik und Burnout-Problemen.

**Mein Experten-Tipp:**

Im Zentrum eines gesunden und langen Lebens steht die Bewegung. Bewegung ist Leben, Gesundheit und Glück. Ergänzen Sie sie durch gesunde Ernährung und sinnvolle Entspannung.

# Keine Ausreden – Bewegung fängt im Kopf an

„Bewegen bringt Segen". Unsere Vernunft weiß, dass wir uns mehr bewegen müssen, um erfüllter, glücklicher und länger zu leben. Wie aber gelangt diese Erkenntnis auch in unser Herz? Nur wenn wir wirklich im tiefsten Innern davon überzeugt sind und die Bewegung lieben, werden wir auch aktiv.

Interesse und tatsächliches Verhalten fallen auch bei der regelmäßigen Bewegung oft erheblich auseinander. Der so genannte innere Schweinehund ist offenbar stärker, denn viele schaffen es nicht, von der Couch herunterzukommen. Nach wissenschaftlichen Untersuchungen sind etwa 95 Prozent der Deutschen davon überzeugt, dass Bewegung und moderater Sport für Gesundheit,

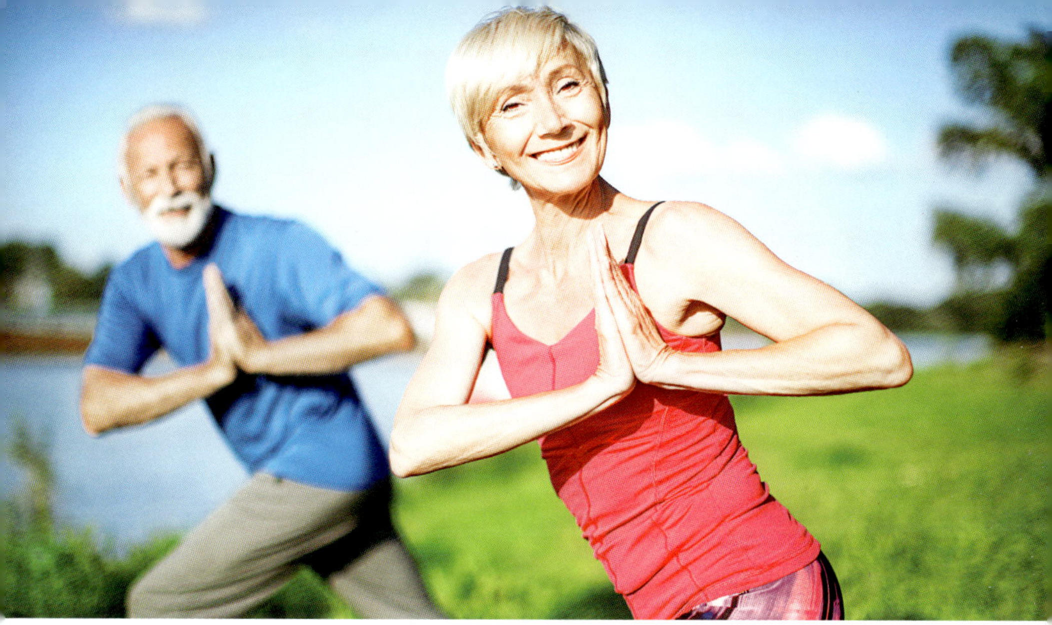

**Wer frühzeitig im Leben regelmäßig Zeit in Bewegung investiert, profitiert davon bis ins hohe Alter.**

Glück und Wohlbefinden wichtig sind. Es ist aber belegt, dass es tatsächlich nur etwa 30 Prozent schaffen, also nur jeder Dritte, sich regelmäßig zu bewegen. Regelmäßig heißt 2- bis 3-mal pro Woche. Tagaus, tagein, unabhängig vom Wetter und von der Jahreszeit. Im Kopf ist die Erkenntnis zwar da, aber sie reicht offenbar nicht aus, um sie in praktisches Tun umzusetzen.

## Kopf und Herz durch Bewegungserfahrung in Einklang bringen

Spätestens seit den Publikationen des US-Wissenschaftlers *Daniel Goleman* über die emotionale Intelligenz wissen wir, dass wir zwei grundverschiedene Weisen des Erkennens, einfacher ausgedrückt zwei verschiedene Seelen haben: eine denkende, rationale Seele und eine fühlende, emotionale Seele.

Mit der rationalen Seele, also dem Kopf, erkennen und reflektieren wir, dass Bewegung und moderater Sport für unsere Gesundheit wichtig sind. Die emotionale Seele, das Herz, folgt den positiven Gefühlen und Emotionen, die sich aus der Umsetzung bei der Ausübung der Bewegung ergeben.

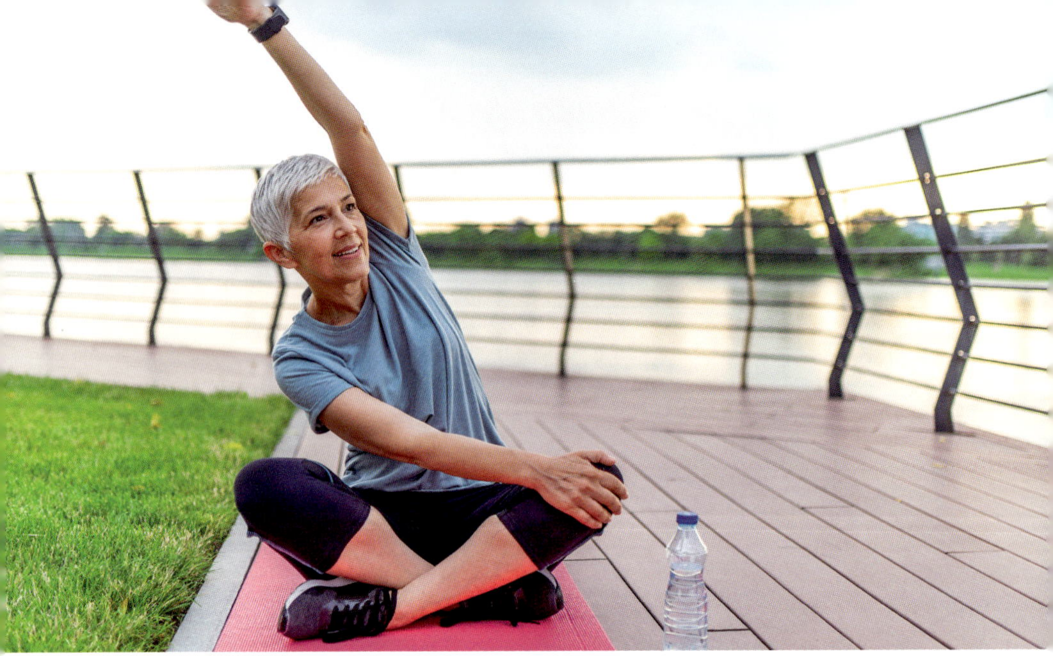

**Menschen, die achtsam leben und auf ihren Körper aufpassen, leben gesünder, glücklicher und auch länger.**

Bewegung fängt zwar im Kopf an, es müssen aber unbedingt Herz und Emotionen mit einbezogen werden, damit ein koordiniertes und dauerhaftes Bedürfnis nach Bewegungsliebe entsteht. Von Kindern wissen wir, dass sie nicht über Belehrungen oder Vernunftgründe wie etwa „Bewegung ist gesund" für Aktivitäten und Sport zu gewinnen sind. Kinder haben das Sich-Bewegen noch nicht verlernt, sie spüren die Glücksgefühle der Bewegung und brauchen keine Motivationshilfen. Sie benötigen lediglich Anregungen sowie Gelegenheiten, und schon legen sie los. Die Kleinen bewegen sich einfach deshalb, weil es ihnen Spaß macht, weil ihre emotionale Seele Lust und Liebe dazu hat, und weil sie sich dabei wohlfühlen.

## Gehen Sie liebevoll und achtsam mit sich um

Die Sozialpsychologin *Ellen Langer* von der amerikanischen Harvard-Universität hat in mehreren Studien gezeigt, dass Menschen, die achtsam leben und auf ihren Körper aufpassen, gesünder, glücklicher und auch länger leben. Achtsamkeit wirkt sich auf eine große Anzahl von wichtigen Gesundheitsparametern aus.

Achtsame Menschen registrieren emotionale und physiologische Veränderungen bei sich selbst früher und vermögen entsprechend darauf zu reagieren. Sie können deshalb auch Krankheitssymptome wie hohen Blutdruck, Herzrhythmusstörungen, Depressionen, das Burn-out-Syndrom und andere psychosomatische Probleme eher erkennen und entsprechend vorbeugen oder lindern. Sie spüren die sich aus regelmäßiger Bewegung ergebenden Glücksgefühle.

# So können Sie Bewegung in Ihr Leben integrieren

Wenn wir Gewohnheiten ändern oder endlich einmal aufgeschobene Pflichten in Angriff nehmen wollen, taucht nicht selten ein innerer Widerstand auf, der uns ins Wanken bringt: Soll ich nicht doch besser einen Kaffee trinken gehen oder bei einem Freund vorbeischauen, bevor ich mich bewege? Wenn wir unser Bewegungsverhalten verändern wollen, reichen gute Vorsätze nicht aus, dafür sind feste Rituale notwendig. Ein Bewegungsbedürfnis und die Liebe zur Bewegung entstehen nur, wenn die neue Gewohnheit tage- und wochenlang immer wieder geübt wird.

## Setzen Sie sich konkrete Ziele

Vorsicht: Aufschub-Taktiken sind meist von schlechtem Gewissen begleitet und Sätze wie „Besser wäre es gewesen, wenn…" sind dann Ausdruck Ihrer zugegebenen Schwäche. Der Widerstand des „inneren Schweinehundes" ist am größten bei Veränderungen, die dauerhafte Verhaltensumstellungen verlangen, wie beispielsweise sich regelmäßig zu bewegen, abzunehmen, gesund zu essen oder mit dem Rauchen aufzuhören.
Setzen Sie sich deshalb ganz konkrete Ziele und legen Sie genaue Zeitpunkte dafür fest, etwa „ich gehe jeden zweiten Tag vor dem Abendessen 30 Minuten spazieren", statt eines unverbindlichen „ich will mich wieder mehr bewegen". Zusätzlich können Sie sich vorstellen, wie Sie sich nach dem Spaziergang wohler fühlen und bald fitter und schlanker sind. Solche motivierenden Bilder haben wesentlich mehr Kraft als das gesprochene Wort. Je genauer und farbiger Ihre Zielvorstellung ist, desto höher wird Ihre Motivation sein.

## Stellen Sie sich realistische Aufgaben, sagen Sie dem „inneren Schweinehund“ ade

Wichtig ist, dass sich das Ausmaß der Herausforderung und Ihre Fähigkeiten in etwa die Waage halten. Überforderung ist nämlich genauso schlecht für Ihre Motivation wie Unterforderung. Falls Sie sich bisher wenig bewegt haben und auf einmal vornehmen, täglich zum Beispiel eine Stunde lang zu joggen, ist das womöglich eine Überforderung und ebenso schlecht, wie wenn Sie nur einmal wöchentlich einen 15-minütigen Spaziergang einplanen. Dieser würde Ihr Wohlgefühl nicht heben und Sie obendrein unterfordern.

Nach Erkenntnissen von Psychologen ist die so genannte Salamitaktik ein Erfolg versprechendes Mittel, um den „inneren Schweinehund“ zu besiegen. Unterteilen Sie Ihre Bewegungsvorhaben in viele kleine, überschaubare und zeitlich begrenzte Einheiten, die dann nach und nach erweitert werden können. Entscheidend ist, dass Sie sich dabei nicht zu viel zumuten und spüren, wie gut Bewegung tut.

**Am besten teilt man den Sport am Anfang in überschaubare Einheiten ein, um sich nicht zu überfordern.**

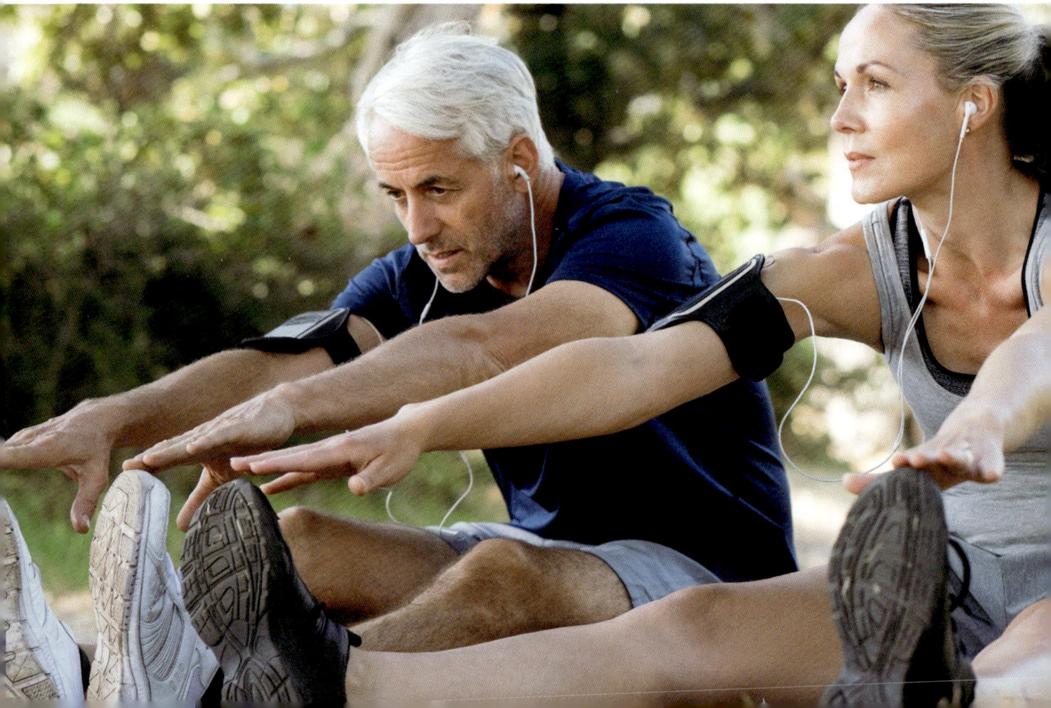

## Am Anfang kürzere Bewegungseinheiten plus realistische Ziele

Joggen Sie also lieber jeden Tag nur 15 Minuten als einmal in der Woche gleich eine ganze Stunde. Wenn das Vorhaben nämlich kaum Aussicht auf Erfolg hat, kommt es erst gar nicht zu einer Motivation. Bei sportlich Ungeübten hat tägliches kurzes Jogging schon bald gute Auswirkungen auf das körperliche und seelische Wohlgefühl. Ein einstündiger Lauf hingegen, obendrein noch ohne langsamen Aufbau, führt leicht zu Überforderung mit Kopfschmerzen, Schwindel und Unwohlsein.
Auch wenn das Ziel genau bestimmt und realistisch formuliert wurde, ist es sehr wichtig, dass Sie den ersten Schritt tun und konkret damit beginnen, Ihr Ziel zu erreichen. Haben Sie nicht schon selbst erlebt, dass Ihnen dann, wenn Sie mit einer Bewegung anfangen wollen, etwa einem 30-minütigen Spaziergang, viele Ausreden einfallen?
„Das mache ich doch lieber am Abend, statt am späten Nachmittag." Oder: „Ich muss vorher noch etwas im Haushalt erledigen und habe im Augenblick einfach nicht die nötige Ruhe, außerdem bin ich gerade nicht in Stimmung, weil ich mich vorhin über meinen Partner geärgert habe." So entsteht ein Teufelskreis: aufschieben – ausfallen lassen – ganz sein lassen.

**Mein Experten-Tipp:**
So besiegen Sie den „inneren Schweinehund"

- Sofort loslegen, nicht erst nächste Woche. Neue Rituale für feste Bewegungszeiten entwickeln.
- Konsequent bleiben, feste Termine machen, denn erst nach 6 Wochen hat sich der Körper an den neuen Rhythmus gewöhnt.
- Anreize schaffen, gegenseitige Motivation durch Freunde, eine Gruppe.
- Ziele setzen, etwa den Abbau von Übergewicht.
- Sich selbst belohnen, zum Beispiel durch ein neues Sport-Outfit oder ein Wellness-Wochenende.
- Auf Körpersignale achten, die sich zum Beispiel beim Treppensteigen durch weniger schnaufen ergeben.
- Ausprobieren verschiedener Sportarten, um Abwechslung und Spaß zu gewinnen.

# Weniger ist mehr – auch bei Bewegung und Sport

Bereits relativ wenig Bewegung reicht aus, um sich optimal gesund und fit zu halten. Das zeigte eine der umfangreichsten Forschungen, in der in den USA acht Jahre lang 13.000 Personen im Alter von 20 bis über 60 Jahren durch Tests auf dem Fahrradergometer auf ihre Ausdauer-Fitness untersucht wurden.
Von den fünf nach Fitnessgraden eingeteilten Personengruppen hatte die Gruppe mit sehr wenig Bewegung und vornehmlich sitzender Tätigkeit die höchste Sterblichkeitsrate. In der nächsten Gruppe mit dem zweitniedrigsten Fitnessgrad, der einem zügigen Gehen von täglich 30 bis 60 Minuten entsprach, fiel die Todesrate bereits um 60 Prozent für Männer und 48 Prozent für Frauen. Die drei weiteren Gruppen mit noch umfangreicherem Fitness-Training hingegen wiesen keine deutlich positiveren Werte auf.
Diese Untersuchung bestätigt den Ansatz, dass Sie kein Marathonläufer sein müssen, um durch Bewegung gesünder und fitter zu werden oder sich vor einem Herzinfarkt und Schlaganfall zu schützen. Es reicht aus, wenn Sie zum Beispiel zwei- bis dreimal wöchentlich einen halbstündigen flotten Spaziergang machen.

## Spazierengehen weckt Ihre Liebe zur Bewegung

Gehen gehört zu einer der Bewegungsaktivitäten, die Sie leicht häufig und regelmäßig ausüben können – selbst wenn Sie grundsätzlich eher wenig aktiv sind. 40 Prozent der Deutschen sitzen in ihrer Freizeit lieber auf dem Sofa, statt sich zu bewegen. Die Weltgesundheitsorganisation (WHO) empfiehlt als Bewegungs-Minimum 150 Minuten in der Woche, was ungefähr 2.000 bis 3.000 Schritten am Tag entspricht. Wer gegen Herzinfarkt, Schlaganfall, Krebserkrankung, Diabetes und Übergewicht vorsorgen will, sollte nach Expertenaussagen täglich auf 10.000 Schritte kommen, was ungefähr sieben Kilometern entspricht. Neuere Forschungen zeigen sogar, dass schon 6.000 bis 8.000 Schritte ausreichen, um die Krankheits- und Sterblichkeitsraten deutlich zu senken, wenn Alltagsaktivitäten wie Einkaufen zu Fuß oder viel Bewegung im Haushalt dazukommen.

Das Gehen rückt deshalb am besten viel stärker ins Zentrum Ihrer Aufmerksamkeit, wenn Sie von seinen vielen Vorteilen profitieren wollen. Denn Gehen ist Bewegung, und Bewegung bedeutet Glück und gesundes Leben. Spezielle Formen des Gehens sind das Walking bzw. Nordic Walking und das Wandern mit den besonderen Werten, dabei die Natur zu erfahren und vom Alltag abzuschalten.

Erleben Sie Glücksmomente durch Spaziergänge. Das ist nicht zu hoch gegriffen, denn Glück bedeutet Gesundheit, Fröhlichkeit, Naturverbundenheit sowie vor allem körperliches und seelisches Wohlgefühl. Die positiven Wirkungen des Gehens sind wissenschaftlich belegt. Dazu gehören eine bessere Sauerstoffversorgung und eine verstärkte Durchblutung des Körpers. Die Stimmung bessert sich, weil der Körper vermehrt Glückshormone wie Serotonin oder Dopamin ausschüttet. Überdies fördert das Spazierengehen die Entspannung.

Diese Effekte zeigen sich allerdings nur, wenn Sie flott gehen, also nicht nur bummeln oder nur schlendern und womöglich noch alle drei Minuten stehenbleiben und eine Pause einlegen. Auch wenn es anfangs etwas schwerfällt, weil man das Gehen verlernt hat, sollten Sie es üben und immer etwas weiter ausdehnen, bis Sie auf 30 Minuten oder auch mehr kommen. Ein besonderes Erlebnis ist es, wenn Sie die Möglichkeit haben, regelmäßig im Wald spazieren gehen zu können, also das sogenannte „Waldbaden" praktizieren und dabei vielfältige Naturerlebnisse haben. So können Sie in sportlicherer Form bis ins höchste Alter gehen.

**Hundebesitzer sind im Vorteil, was die Bewegung angeht. Sie müssen jeden Tag vor die Tür.**

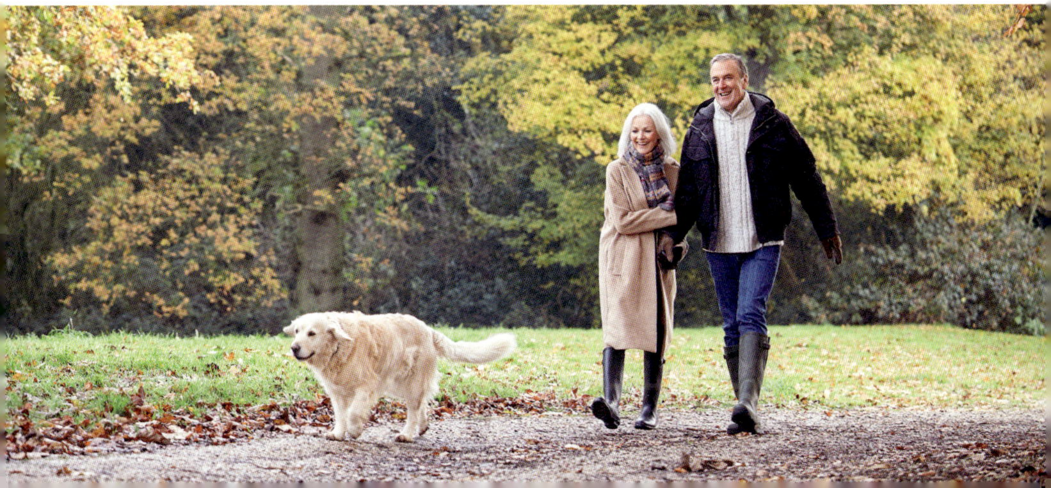

# Gesund und fit bis ins hohe Alter – so geht's

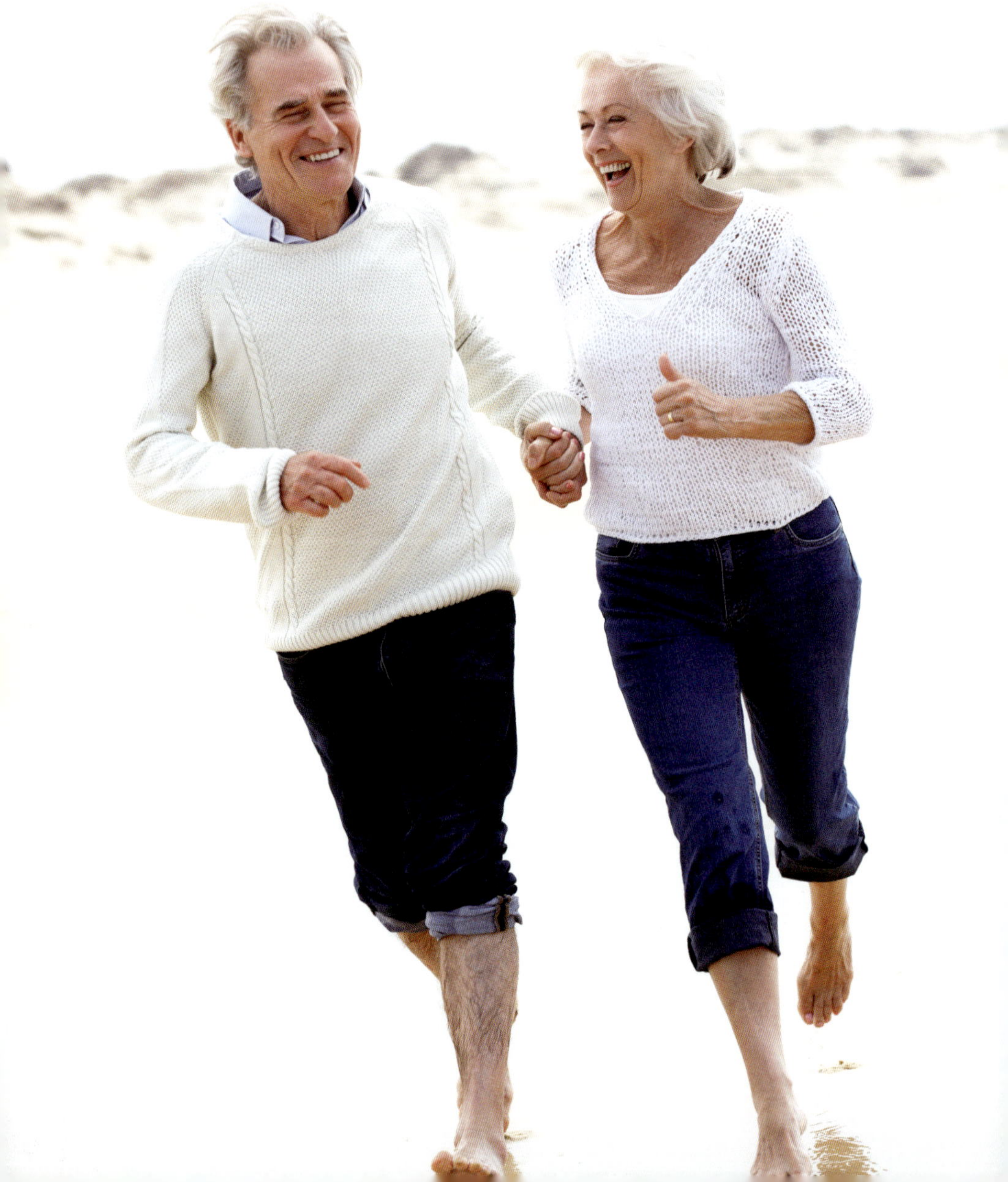

# Mehr Bewegung im Alltag

Unsere moderne Gesellschaft nimmt dem Menschen nahezu alle körperlichen Belastungen und Anstrengungen ab. Wir sitzen auf der Fahrt zur Arbeit im Auto oder in der Bahn, benutzen Fahrstuhl und Rolltreppe, sitzen oder stehen während der Arbeitstätigkeit am Schreibtisch, Computer, Fließband, Schalter, Verkaufstisch, und wir sitzen in der Freizeit, vor allem vor dem Fernseher. Nur noch in relativ wenigen Berufen werden dem Menschen größere körperliche Belastungen abverlangt. Aus repräsentativen wissenschaftlichen Untersuchungen wissen wir, dass sich 70 Prozent der Bundesbürger über 30 Jahre zu wenig körperlich bewegen. Vielleicht haben auch Sie einen Bewegungsmangel?

## Drei Tipps für jeden Tag

**Tipp 1: Bewegung, wenn der Tag beginnt**
Wer steht schon gerne auf? Ich muss gestehen, auch ich bin ein Morgenmuffel. Obwohl ich weiß, wie gut die Bewegung direkt nach dem Aufstehen tut, habe ich mich anfangs oft dabei ertappt, dass ich mir einredete, „dein Fitnesstraining holst du schon im Laufe des Tages nach" – was natürlich meist nicht geschah. Die 15 Minuten länger schlafen waren so verführerisch, dass ich immer mal wieder rückfällig wurde.

- Für die 15 Minuten entgangenen Schlaf – die man sowieso kaum vermisst, weil man zu dieser Uhrzeit ohnehin nicht mehr so tief schläft – kann man sich so herrlich entschädigen, dass man den ganzen Tag davon profitiert. Machen Sie vor oder neben dem Bett einfach ein paar gymnastische Übungen. Wenn es nicht zu kalt ist, bei geöffnetem Fenster. Anfangs wird es zäh gehen, weil man sich erst die Müdigkeit aus den Gliedern schütteln muss, aber es macht schnell Spaß.

- Ein wenig auf der Stelle laufen, ein bisschen mit den Armen schwingen, mit den Hüften kreisen. Wie ein Hampelmann springen, Arme hoch, strecken, den Körper tief in die Hocke fallen lassen, vielleicht auf dem Rücken Fahrrad fahren. Alles 3- bis 4-mal wiederholen und schon sind 10 Minuten Frühgymnastik um. Wenn die Zeit reicht, steige ich auf unserer Terrasse in einen Wasserkübel und mache 40-mal Wassertreten. Es tut ungemein gut. Pfarrer Kneipp wäre begeistert.

- Frisch und munter springen Sie unter die Dusche, die Ihnen jetzt zum Abschluss sogar kälter als sonst angenehm ist. Wetten, dass Ihnen das gemütliche Frühstück danach noch besser schmeckt? Und die Kollegen werden staunen, wie fit und gut gelaunt Sie danach in den Betrieb kommen. Probieren Sie es doch einmal aus mit dem 15 Minuten früher Aufstehen, und Sie werden auch bald sagen: „Sportliche Morgenstund' hat erst recht Gold im Mund."

### Tipp 2: Bewegung tagsüber, im Betrieb und Geschäft

- Bewegen Sie sich, wann immer es geht, zu Hause, im Home-Office, im Beruf, unterwegs und natürlich in der Freizeit. Bewegung zur Arbeitsstelle: Am besten sind natürlich diejenigen dran, die in der Nähe Ihrer Arbeitsstelle wohnen und sie zu Fuß oder per Rad erreichen können. Denken Sie einmal nach: Für eine 1-km-Strecke zu Fuß oder einen 5-km-Weg fürs Rad lohnt sich kein Auto.

- Wer im Büro oder im Geschäft viel steht, setzt sich zwischendurch mal hin oder geht ein Stück, wann und wo immer das möglich ist. Wenn die Kollegin in einer publikumsarmen Zeit zwei Minuten auf den Verkaufstisch mit aufpasst, werden sicher ein paar Schritte zum Vertreten der Füße erlaubt sein.

**Für mehr Bewegung steigen Sie doch einfach einmal eine Bushaltestelle früher aus und laufen Sie den Rest.**

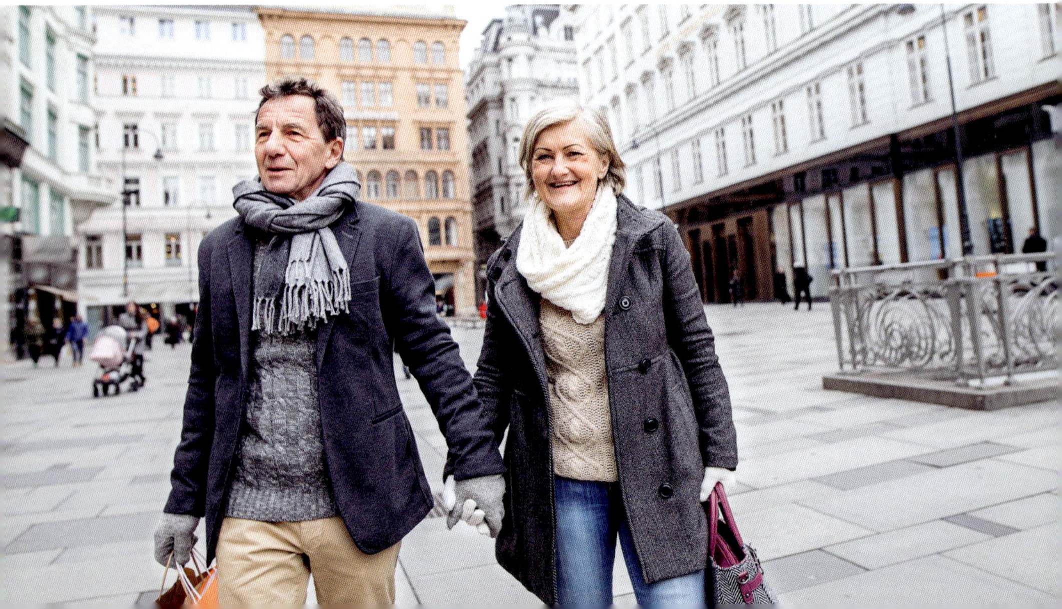

- Die Mittagspause ist nicht nur zum Essen und passiven Ausruhen da, auch zum Sich-Bewegen. Und wenn es nur die wenigen Treppen in die Kantine und wieder zurück sind. Das erfrischt vorher und fördert nach dem Essen die Verdauung. Noch besser ist natürlich ein Verdauungsspaziergang, wenn das die Zeit erlaubt. Die Sauerstoffzufuhr stärkt unseren Körper und möbelt uns auch seelisch wieder auf.

- Egal, ob Sie am Fließband arbeiten, hinter dem Schreibtisch sitzen oder am Verkaufstisch stehen, überall bieten sich zahlreiche Gelegenheiten, um sich zwischendurch etwas zu bewegen. Dies ist umso wichtiger, da es ja bei uns oft keine geregelten Bewegungspausen während der Arbeitszeit gibt.

### Tipp 3: Bewegung in Haus & Wohnung

- In der Küche stehen, das Essen richten und die Haushaltsmaschinen ein- oder ausschalten, reicht nicht aus für ein Gesundheits- und Fitnesstraining. Aber auch als Hausfrau oder Hausmann können Sie mit wenig Fantasie gesundheitssportlich aktiv werden, vor allem wenn Sie Ihr Umfeld einbeziehen.

- Aktivitäten in der Wohnung oder im Haus können viel zur Fitness beitragen. Putzen, Kochen, Staubsaugen, Bügeln, Bettenmachen, Fensterputzen sowie Gartenarbeiten ersetzen zwar kein gezieltes Ausdauertraining, kräftigen jedoch die Muskeln, regen den Kreislauf an und stärken die Kondition, wenn Sie sie mit dem nötigen Einsatz durchführen.

- Wie wäre es, wenn Sie beim Einkaufen mal eine oder zwei Straßenbahn- oder Bushaltestellen eher aussteigen würden? Zumindest auf dem Hinweg, um sich dadurch wieder eine kleine Fitness-Strecke zu beschaffen.

- Auf diese Weise können Sie so täglich einiges an Wegstrecken zusammenbringen. Machen Sie Umwege, wählen Sie weitere Ziele und steigen Sie Treppen, wo immer es geht. Wenn Sie erst einmal damit angefangen haben, nach Bewegungsmöglichkeiten zu suchen, fällt Ihnen immer mehr ein. Ihre Beine, Ihr Kreislaufsystem und Ihre Figur können nur davon profitieren.

# Altersaktivitäten verstärken

Der bekannte Spruch *„Wer rastet, der rostet"* gilt besonders im Alter, wobei es zwei wichtige Alterungsabschnitte gibt: die Spanne von 40 bis 60 und dann die ab 60 Jahre. Es ist erwiesen, dass etwa ab 40 die Regressions- und Alterungsprozesse verstärkt auftreten. Die bekannte Altersforscherin *Lucy Pollock* auf die Frage, was das Wichtigste ist, um in hohem Alter die Unabhängigkeit möglichst lange zu erhalten: „Natürlich helfen gesunde Eltern, Impfungen in der Kindheit, ein gesunder Lebensstil im mittleren Alter und eine ausgewogene Ernährung, viel Gemüse und Obst. *Der Schlüssel aber ist der Sport.*"

## Bewegung trainiert auch das Gehirn

Früher nahm man an, dass alte Menschen geistig abbauen und deshalb an Demenz erkranken, weil Nervenzellen im Gehirn unwiderruflich absterben. Mittlerweile hat die Wissenschaft gezeigt, dass auch im Gehirn von Senioren neue Nervenzellen nachwachsen. Das „Gehirn-Konto" lässt sich also laufend auffüllen, um dem schleichenden geistigen Verfall Paroli zu bieten.

**Kinder haben das Sich-Bewegen noch nicht verlernt, sie spüren die Glücksgefühle der Bewegung und brauchen keine Motivationshilfen.**

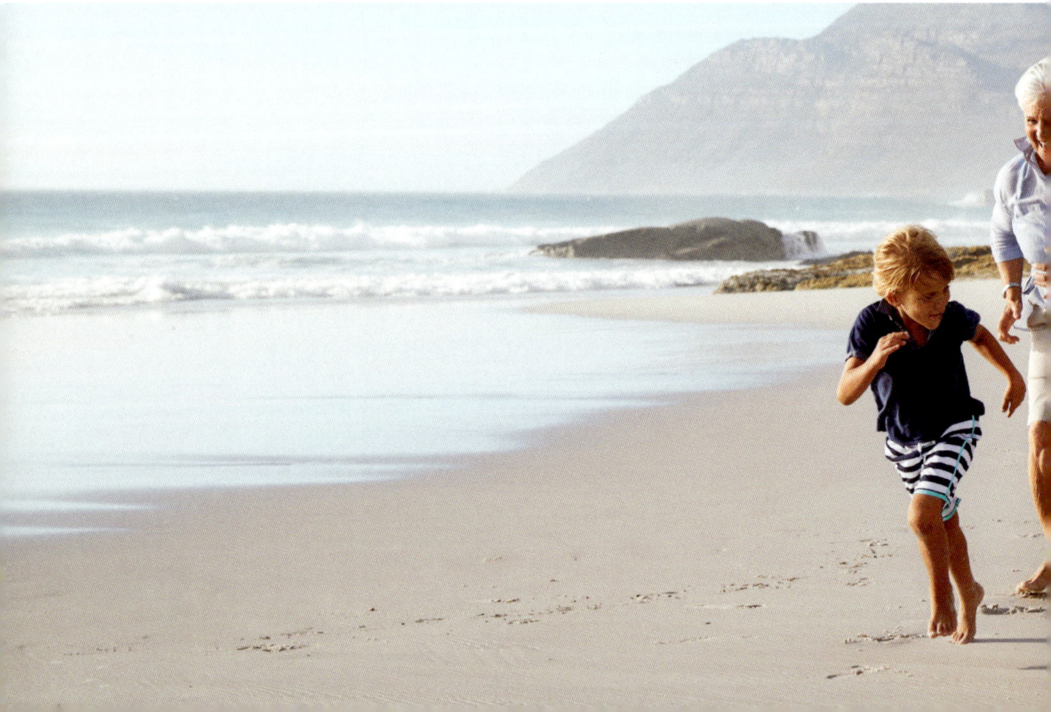

Hirnforscher *Jeffrey Macklis* von der Harvard Medical School und *Elkhonon Goldberg* von der New York University fanden heraus, dass man mit kognitiver Aktivität gezielt die Entstehung neuer Nervenzellen als „Neurogenese" anregen kann – quasi als Jungbrunnen fürs Gehirn. Neurobiologe und Nobelpreisträger *Eric Kandel* ist derselben Ansicht: Lernreize und geistige Herausforderung, aber auch körperliche Betätigung, wirken wie Dünger fürs Gehirn.

Zur Frage, was am besten ist, um das Gehirn zu trainieren und neue Nervenzellen zu bilden, herrscht unter den Hirnforschern Einigkeit, dass es sich um insgesamt sieben Maßnahmen handelt:

1. ausgewogene Ernährung,
2. körperliche Bewegung,
3. Setzen neuer Ziele,
4. Reisen und auf Entdeckung gehen,
5. Pflegen von Freundschaften,
6. öfter mal lachen,
7. positiv denken.

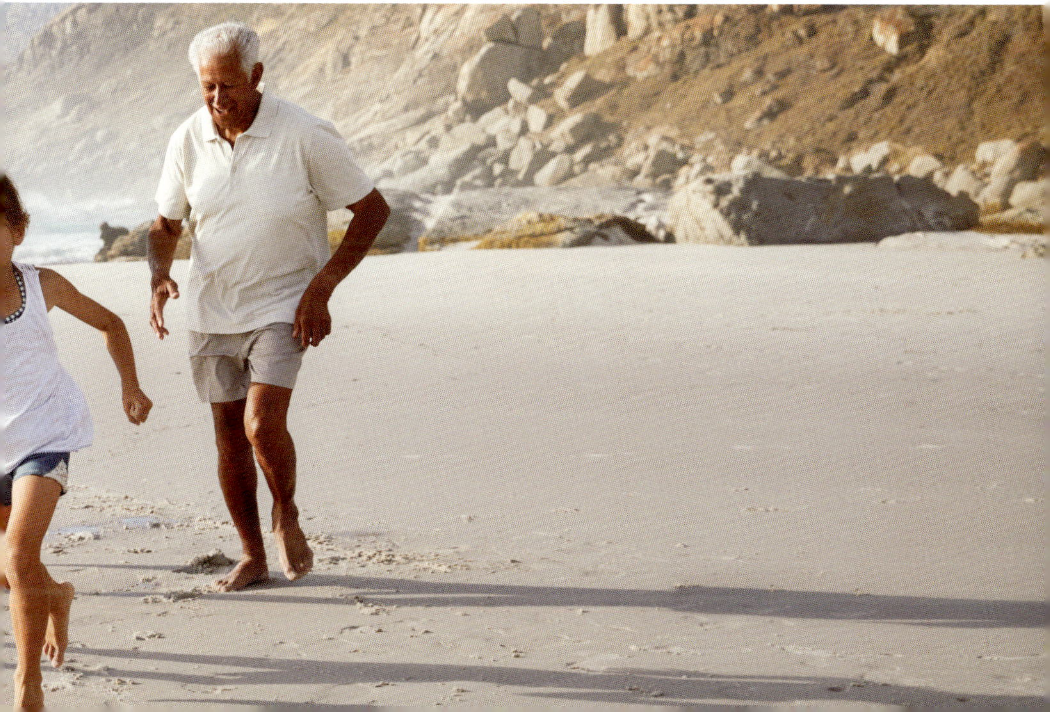

Über die Gewichtung dieser Maßnahmen gehen die Meinungen jedoch auseinander. An vorderster Stelle steht bei den meisten Forschern „mehr Bewegung", wobei bereits eine dreimal wöchentliche Aktivität von 15 bis 30 Minuten in Form eines flotten Spaziergangs ausreicht, um das Risiko, an Alzheimer zu erkranken, deutlich zu senken, auch wenn eine genetische Veranlagung dazu vorliegt.

Eine Studie unter der Leitung des US-Mediziners *Eric B. Larson* beweist sehr eindrucksvoll, dass Bewegung gegen Alzheimer und andere Demenzerkrankungen hilft. *Larson* untersuchte mit der *„Group Health Cooperative"* in Seattle sechs Jahre lang 1740 gesunde Menschen, die älter als 65 Jahre waren. Dabei stellte sich heraus, dass bei denjenigen, die mindestens dreimal wöchentlich Bewegung und moderaten Sport ausübten, das Demenz-Risiko um 30 Prozent gegenüber denjenigen sank, die sich wenig oder gar nicht bewegten. Und selbst dann, wenn während der Studie eine leichte Demenz auftrat, wurde deren Fortschreiten durch Wandern, Schwimmen oder Spazierengehen verzögert.

## Das beste Anti-Aging-Mittel

Es gibt nur einen Jungbrunnen, denn nur regelmäßige körperliche Aktivität vermag den biologischen Alterungsprozess aufzuhalten. Das haben Mediziner und Sportwissenschaftler des *„Human Nutrition Research Center on Aging"* an der Tufts University Boston in einer Vielzahl von Untersuchungen belegt. Bereits nach vier Monaten moderaten Trainings verändern sich wesentliche Biomarker. Selbst in hohem Alter zeigen sich noch Trainingseffekte, wie eine Studie von *Maria A. Fiatarone Singh* an zehn Frauen und Männern zwischen 86 und 96 Jahren in einem Krankenhaus zeigte. Bereits nach acht Wochen leichten Krafttrainings dreimal pro Woche à acht Minuten wuchs die Muskelmasse an den Oberschenkeln um zehn Prozent, wodurch die Hochbetagten kräftiger und trittsicherer wurden und weniger stürzten als vergleichbare Patienten.
Als Minimalforderung für Bewegung bei älteren Menschen ab 65 gelten nach den Erkenntnissen der meisten Forscher 30 Minuten moderate Bewegung pro Tag. Ein Pensum, das allerdings nur etwa 10-20 Prozent der älteren Bundesbürger erreichen, wie Umfrageergebnisse zu sportlicher Aktivität nach dem Bundesgesundheitssurvey des Robert Koch-Instituts (2015) zeigen.

## Wirkungen des natürlichen Anti-Aging-Wundermittels Bewegung

Ein regelmäßiges, individuell richtig dosiertes Bewegungs- und Fitnesstraining kann tatsächlich mit einem Wundermittel verglichen werden. Noch dazu ist es völlig natürlich. Diese hochwirksame „Naturmedizin"

- schützt vor Bluthochdruck, Herzinfarkt und Schlaganfall,
- verbessert die Cholesterinwerte (HDL-Anstieg, LDL-Senkung),
- hilft wirksam beim Abnehmen, senkt Blutzucker,
- stärkt das Immunsystem,
- reduziert das Risiko für Brust-, Prostata- und Darmkrebs,
- strafft das Muskel- und Bindegewebe und verjüngt die Figur,
- verbessert die Haltung, schützt vor Rückenschmerzen und Osteoporose,
- stärkt Sehnen, Muskeln und Gelenke,
- stärkt das Selbstbewusstsein, wirkt angstabbauend und antidepressiv,
- fördert die Gedächtnisleistung und Konzentration,
- wirkt entspannend und baut Stress ab,
- hebt Stimmung und Wohlgefühl und steigert die Lebensqualität,
- verzögert insgesamt die Alterungsprozesse und verjüngt auf allen Altersstufen.

**Mein Anti-Aging-Tipp:**

Gehen Sie viel spazieren, schwimmen Sie oft und nehmen Sie jede Gelegenheit wahr, um sich im Alltag und in der freien Natur zu bewegen. Bewegung ist Leben und Gesundheit und hält jung. Aber nur, wenn sie regelmäßig, mindestens 2-mal, besser 3-mal, also jeden zweiten Tag ausgeübt wird. Egal, ob die Sonne scheint, ob es regnet oder eiskalt ist. Wenn draußen kein Bewegungstraining möglich ist, ist Indoor-Training angesagt.

→ **Heimtraining mit Fitnessgeräten im Praxisteil**

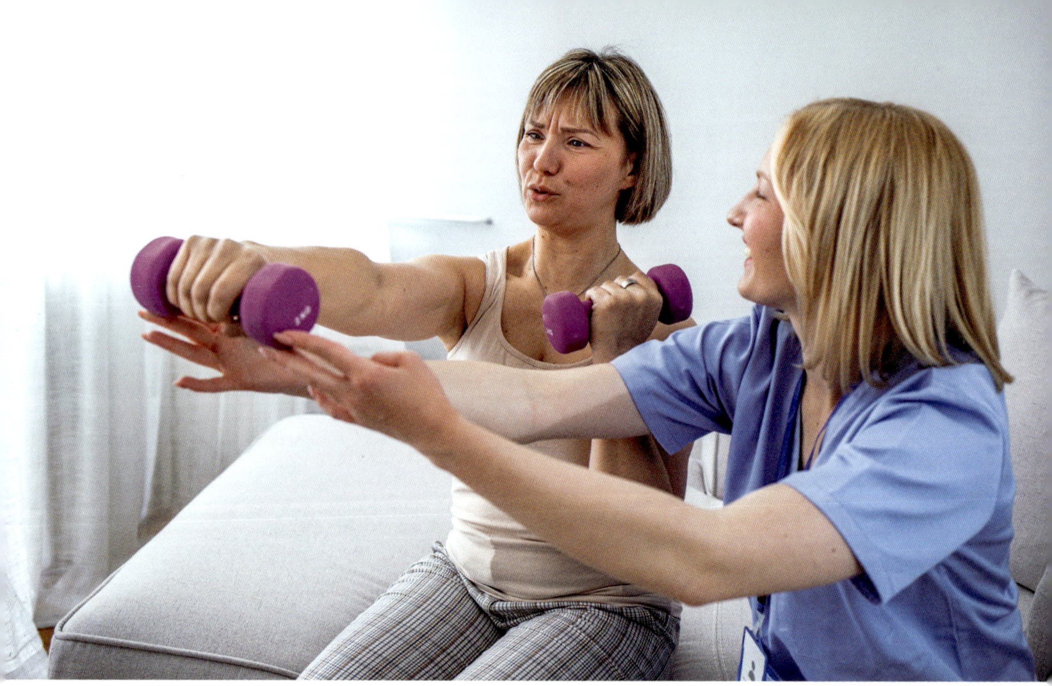

**Frauen leiden in vorgerücktem Lebensalter häufiger unter Gelenkverschleiß als Männer.**

## Arthrose bekämpfen

In Deutschland leiden etwa fünf Millionen Frauen und Männer unter Arthrose, Tendenz steigend. Nach Angaben der „Deutsche Arthrose-Hilfe e.V." haben zwei Millionen Menschen täglich Arthrose-Schmerzen in ihren Gelenken. Ab dem 60. Lebensjahr haben 50 Prozent der Frauen und ein Drittel der Männer gelegentliche oder ständige Gelenkbeschwerden, die durch degenerativen Knorpelabbau bedingt sind. Dabei sind hauptsächlich die großen Gelenke an Knien und Hüften betroffen. Aber auch Hand-, Fuß- oder Fingergelenke weisen Arthrose-Erkrankungen auf, die oft sehr schmerzhaft sein können.

Arthrose-Schmerzen treten schubweise auf und verstärken sich im Lauf der Jahre. Die Gelenke werden immer unbeweglicher und steifer, jede Bewegung ist mit Schmerzen verbunden.

Die verschiedenen Arten der Arthrose treten sehr unterschiedlich auf. Während Hüftgelenk-Arthrosen beide Geschlechter gleichermaßen betreffen, leiden Frauen im Alter doppelt so häufig an einer Arthrose in den Knie- und Fingergelenken wie Männer. Die Ursachen der Arthrose sind noch nicht ganz eindeutig erforscht. Die

Experten sind sich jedoch darin einig, dass folgende Risikofaktoren bei der fortschreitenden Zerstörung eine Rolle spielen: zu starke und falsche Belastung im Alltag oder Sport, Vererbung, sowie falsche Ernährung mit Übergewicht.
Über vier Millionen Bundesbürger haben bereits ein künstliches Gelenk. Laut der Deutschen Arthrose Hilfe werden jährlich durch Operationen ungefähr 230.000 künstliche Hüftgelenke, 180.000 künstliche Kniegelenke und 24.000 künstliche Schultergelenke eingesetzt.
Nach Aussagen von Kritikern wird oft zu schnell operiert, viele Operationen könnten vermieden werden.

**Mein Experten-Tipp:**

- Regelmäßige und moderate Bewegungen können ein Fortschreiten der Arthrose lindern und stoppen. Bereits bestehende Beschwerden wie Schwellungen, Bewegungseinschränkung und Versteifungserscheinungen lindert ein moderates Bewegungstraining nachhaltig.
- Geeignete Bewegungen sind Radfahren in der Ebene, Schwimmen und flottes Gehen oder Walking, anfangs möglichst ohne große Steigungen. Mindestens zweimal pro Woche je 45 Minuten. Von exzessivem Joggen ist mit zunehmendem Alter abzuraten, denn mit jedem Aufsetzen Ihres Fußes stößt das 2,5-fache Gewicht in die Fuß-, Knie-, Hüft- und Wirbelsäulen-Gelenke, weil der Körper kurz in der Luft ist. Das halten nur Ausnahme-Gelenke aus.
- Gelenkbelastende Sportarten vermeiden, wie Fußball, Handball, Kampfsportarten, Gewichtheben.
- Für alle Jogging-Fans, zu denen auch der Verfasser gehört(e): Rechtzeitiges Umsteigen auf Walking, Nordic Walking oder andere Sportarten ist angesagt.

# Ausdauer verbessern

Bewegung ist nicht gleich Bewegung, das gilt auch für den Sport. Der eine wandert, der andere joggt, der dritte trimmt sich im Fitnessstudio, wieder ein anderer bewegt sich viel im Alltag oder hält sich an das morgendliche Stretching. Jeder bewegt sich auf andere Weise.
Bei den Bewegungen und Sportarten kommt es darauf an, welche motorischen Komponenten im Mittelpunkt stehen, die gesundheitlich besonders wertvoll sind. Von diesen Komponenten oder Hauptbeanspruchungsformen, wie die Sportwissenschaftler sagen, gibt es fünf:

- Ausdauer
- Kraft
- Schnelligkeit
- Beweglichkeit
- Koordination

Von diesen fünf Komponenten der körperlichen Leistungsfähigkeit ist die Ausdauer für die Gesundheit von besonderem Wert, weil insbesondere vom Ausdauertraining die hervorragenden

Skilanglauf gehört zu den besonders geeigneten Ausdauersportarten.

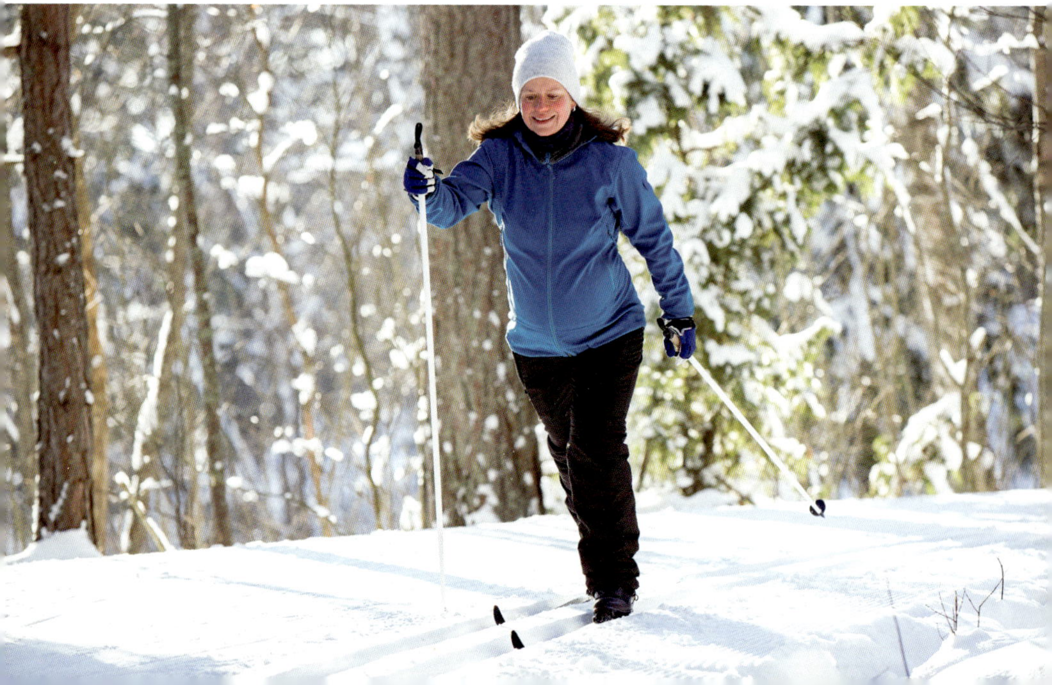

Wirkungen ausgehen, die die Gesundheit, Fitness und das allgemeine Wohlbefinden steigern. Unter den Ausdauersportarten sind es wiederum vor allem die folgenden Sportarten, die für ein optimales Bewegungs- und Gesundheitstraining besonders geeignet sind:

- Gehen bzw. Walking inklusive Nordic Walking
- Jogging
- Schwimmen
- Radfahren
- Skilanglauf und Skiwandern
- Wandern und Bergwandern
- Paddeln und Rudern
- Training auf Ausdauer- oder Ganzkörpergeräten

## Ausdauertraining – aber richtig

Um Herz und Kreislauf effektiv zu trainieren, sollten Sie mehr als ein Sechstel (etwa 17 Prozent) der gesamten Skelett-Muskulatur Ihres Körpers einsetzen. Es reicht also nicht aus, wenn Sie beispielsweise nur Klimmzüge machen, denn dafür bräuchten Sie lediglich Ihre Arme, die nur etwa 10 Prozent Ihrer Gesamtmuskulatur umfassen. Sie sollten möglichst viele Körpermuskeln beanspruchen und Arme und Beine einsetzen.
Das ist bei den sogenannten Ganzkörperbewegungen wie zum Beispiel Nordic Walking und Schwimmen der Fall. Bewegen Sie sich dabei mit mindestens 50 Prozent Ihrer Leistungsfähigkeit. Der Anhaltspunkt für die Pulsfrequnez pro Minute beträgt dabei etwa 180 minus Lebensalter. Liegen Sie deutlich darüber, sollten Sie die Intensität verringern oder erheblich darunter, sollten Sie sich mehr anstrengen. Denn nur so erzielen Sie optimale Effekte für Herz, Kreislauf und Lunge.
Yoga, Gymnastik oder muskuläre Gartenarbeit bringen nicht die gewünschte Ausdauer-Wirkung. Suchen Sie sich eine zu Ihnen passenden Ausdauerbewegungsform. Flottes Spazierengehen, Schwimmen, Radfahren, Walking, Jogging oder auch das Üben auf einem Fitnessgerät, zum Beispiel einem Cross-Trainer, sind gut geeignet, um Herz und Kreislauf in Schwung zu halten. Finden Sie selbst heraus, was Ihnen liegt und langfristig Spaß machen könnte. Wenn Ihnen mehrere Bewegungsarten gefallen, dann wechseln Sie einfach ab. So beanspruchen Sie immer wieder andere Muskelgruppen, was Ihre gesamte Fitness verbessert.

## Bei Ausdauerbewegung auf Herzfrequenz und Puls achten

Die Pulsfrequenz oder Pulsschlagzahl pro Minute zeigt an, wie oft das Herz in der Minute schlägt, sie ist ein wichtiges Kriterium für die körperliche Leistungsfähigkeit.
Entscheidend ist, dass durch regelmäßigen Ausdauersport die Herzfrequenz absinkt. Während sie in Ruhe im Durchschnitt etwa zwischen 70 und 80 Schlägen pro Minute beträgt, haben Ausdauertrainierte eine Ruhepulszahl zwischen 50 und 60 Schlägen pro Minute. Bei Leistungssportlern wurden häufig noch viel niedrigere Werte gemessen, bis herunter zu 30 Schlägen pro Minute. Für den Gesundheitssport ist wichtig, dass der Puls in Ruhe dauerhaft nicht über 80 Schläge pro Minute liegt, denn das zeigt keine gute gesundheitliche Verfassung an. Wir sollten vielmehr versuchen, den Puls durch Ausdauersport um 10 Schläge in der Minute zu senken, vielleicht auf einen Wert zwischen 60 und 70 in einem Alter von 40-60 Jahren und zwischen 70 und 80 ab 60 Jahren.
Die Senkung der Pulsschlagzahl um 10 pro Minute führt dazu, dass ein Herz etwa 15.000-mal weniger an einem Tag schlagen muss, also erheblich ökonomischer arbeiten kann.

**Im Gesundheitssport sind vier Pulswerte wichtig:**

- Der Ruhepuls hat bei Erwachsenen über 30 Jahre in der Regel einen Wert zwischen 70 und 80 Schlägen pro Minute. Ein Ruhepuls über 80 sollte Sie unbedingt veranlassen, sich dem Gesundheitssport zuzuwenden, nachdem Sie sich zuvor ärztlich untersuchen ließen. Je niedriger die Ruhepulsfrequenz ist, desto kräftiger und ökonomischer arbeitet Ihr Herz und Kreislaufsystem. Ein Absinken Ihrer Ruhepulsfrequenz ist ein Zeichen Ihres Trainingserfolgs. Bei 2- bis 3-maligem Ausdauertraining pro Woche kann die Ruhepulsfrequenz schon nach 6 bis 8 Wochen zum Beispiel von 80 auf 75 Schläge pro Minute sinken. In der Aufbauphase Ihres Trainings sollten Sie Ihren Ruhepuls wöchentlich, am besten morgens vor dem Aufstehen messen, später genügt eine Ruhepulsmessung einmal im Monat.
- *Der Ausgangspuls:* Am besten messen Sie ihn regelmäßig direkt vor Beginn Ihres Ausdauertrainings. Zumindest in den ersten 12 Wochen in der Aufbauphase Ihres Trainingsprogramms, während danach ein gelegentliches Messen ausreicht.

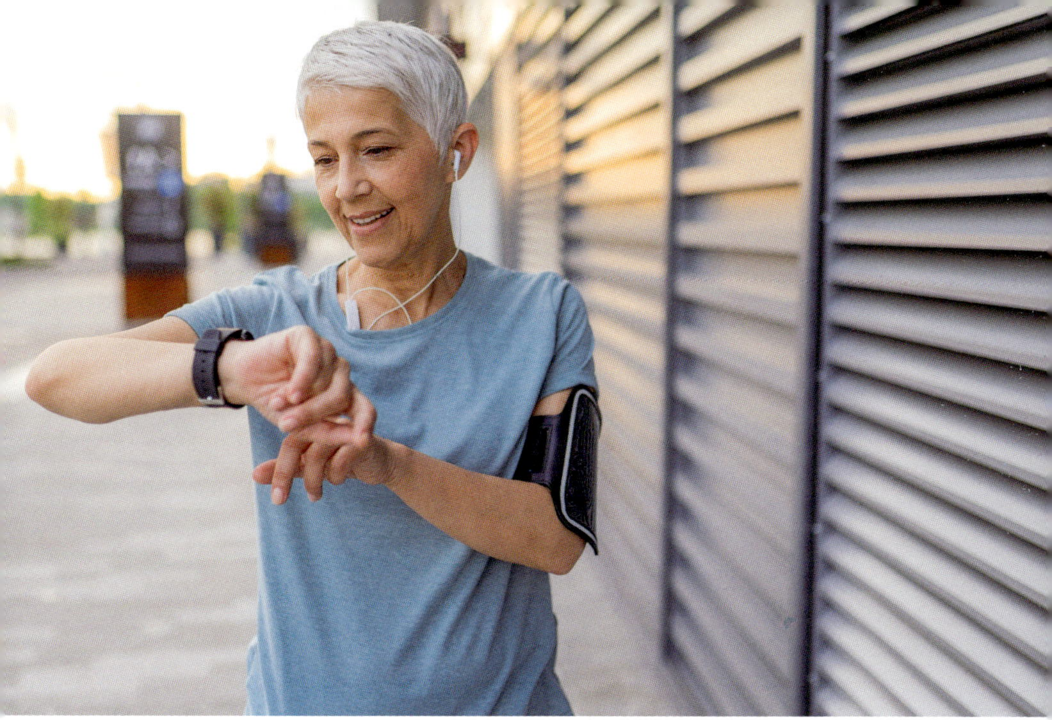

**Für den Sport gibt es spezielle Pulsuhren, die jederzeit den aktuellen Wert anzeigen.**

- *Der Belastungspuls* ist die Pulsfrequenz während und unmittelbar nach dem Training. Da die Pulsfrequenz relativ rasch sinkt, sollten Sie den Puls möglichst sofort nach Beendigung der Belastung messen.
- *Als Erholungspuls* bezeichnet man die Pulsfrequenz, die nach weiteren 5 Minuten nach dem Ende des Trainings gemessen wird. Je nachdem, wie gut Ihr Trainingszustand ist, wird Ihr Erholungspuls bereits nach 5, 6 oder erst 8 Minuten wieder den Ausgangspuls erreicht haben.

Sie messen Ihren Puls am besten entweder an der Halsschlagader, indem Sie die Finger der rechten Hand neben der Luftröhre leicht in den Hals drücken, oder Sie ertasten den Puls mit den Fingern der rechten Hand am linken Unterarm. Wenn Sie den Pulsschlag gut erfühlt haben, zählen Sie, wie oft Ihr Puls in 15 Sekunden schlägt, wozu Sie natürlich eine Armbanduhr mit Sekundenzeiger benötigen. Die Anzahl dieser Schläge in den 15 Sekunden mit 4 multipliziert, ergibt dann die Pulsschlagzahl pro Minute = Pulsfrequenz.

**Mein Expertenrat:**

- Für das Pulsmessen sollten Sie sich eine Pulsfrequenzuhr zulegen. Auf dem Display einer solchen Pulsuhr können Sie Ihre Pulswerte mit einem Blick vor, während und nach dem Training leicht ablesen. Sind die Pulswerte während des Trainings zu hoch, gehen Sie mit dem Trainingstempo beim Laufen oder Radfahren zurück, sind sie zu niedrig, erhöhen Sie das Tempo. Solche Ober- und Untergrenzen der Belastung kann man auch einstellen, die Uhr gibt dann einen Piepston von sich. Auf diese Weise lernen Sie Ihren Körper bei sportlichen Belastungen kennen und können mit der Zeit immer öfter auf die Pulsuhr verzichten.
- Mit der Hand zu messen, ist zwar auch eine Möglichkeit, aber es ist oft sehr umständlich, während eines Bewegungstrainings anzuhalten, den Puls zu erfühlen und zu messen, wobei sich manchmal die Pulswerte schon wieder verändert haben.

## Wie oft soll ich mich im Ausdauersport bewegen?

Muss ich täglich, jeden 2. oder 3. Tag oder nur einmal in der Woche meine Ausdauerbewegung ausüben?
So wie eine Mindestdauer (10 Minuten) und eine Mindestbelastung (50 Prozent der Leistungsfähigkeit) gegeben sein müssen, gibt es auch eine Mindesthäufigkeit. Die Trainingswissenschaft sagt, dass diese Trainingshäufigkeit bei mindestens zweimal pro Woche liegt, das heißt, dass nach einem Trainingstag zwei „freie" Tage folgen dürfen und spätestens danach wieder eine körperliche Belastung notwendig ist. In manchen sportwissenschaftlichen Untersuchungen wird berichtet, dass auch ein- bis zweimaliges Training pro Woche mit einer Dauer von 45 bis 60 Minuten zu gewissen Effekten als Erhaltungstraining führt.

**Für die Leserinnen und Leser dieses Buches gilt dreimal Sport pro Woche als Optimum.**
Gut verwirklichen lässt sich dies, wenn Sie sich regelmäßig bei jeweils einem Tag Pause bewegen, also an einem Tag aktiv sind, am darauffolgenden Tag pausieren und am nächsten Tag wieder Ihr Gesundheitssporttraining absolvieren. Grundsätzlich aber gilt:

Die Häufigkeit des Trainings hat (bei gleichbleibenden Belastungen) einen größeren Einfluss auf die körperliche Leistungsfähigkeit als die Dauer. Je öfter ich also in der Woche Sport ausübe, desto besser ist es.

## Wie lange soll ich mich im Ausdauersport bewegen?

Unser Organismus braucht eine gewisse Zeit, um auf „Touren“ zu kommen und ein optimales Zusammenspiel aller einzelnen Organsysteme zu erreichen. Wir wissen aus vielen sportmedizinischen Untersuchungen, dass der Organismus mindestens 10 Minuten ununterbrochen belastet werden muss, damit er sich voll auf eine Belastung eingestellt hat und es zu „Trainingsreizen“, das heißt Funktionsverbesserungen für Herz, Kreislauf, Atmung und Stoffwechsel kommt. Dauert die sportliche Bewegung nicht mindestens 10 Minuten ununterbrochen an, kann sich die Anpassungsreaktion nicht voll entfalten, und es ergeben sich keine gesundheitswirksamen Trainingseffekte. 10 Minuten sollen also die Untergrenze für die Dauer einer sportlichen Ausdauerbewegung sein.

**Mindestens 10 Minuten soll eine Bewegungseinheit dauern, damit sich Trainingseffekte zeigen.**

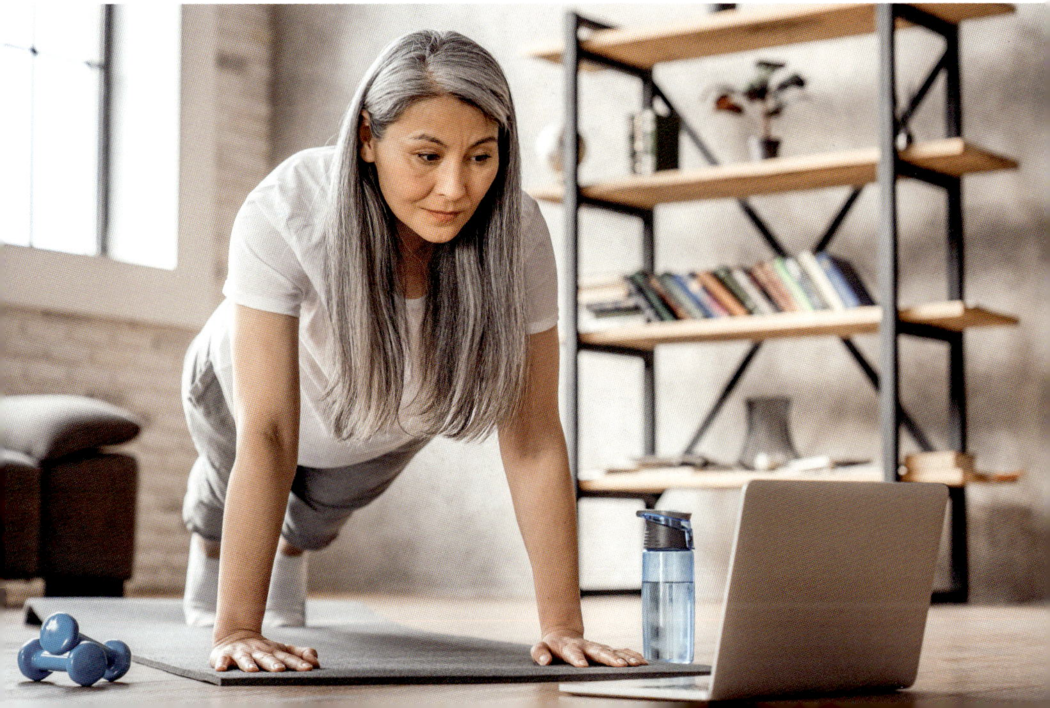

Allerdings gibt es auch eine Obergrenze. „Je länger, desto besser" ist daher nur so lange richtig, wie die positiven Wirkungen die negativen übertreffen. Daraus ergibt sich, dass zu lange dauernde sportliche Belastungen – etwa bis zur Erschöpfungsgrenze – nicht sinnvoll sind. Aufgrund vorliegender Erfahrungen und sportwissenschaftlicher Erkenntnisse gilt im Gesundheitssport als zeitliche Obergrenze für das Ausüben einer Ausdauersportart ein Bereich von etwa 45 bis 60 Minuten.

Für Menschen in einem mittleren Altersbereich ab 40 Jahren kann man das Ziel setzen, nach kontinuierlichem Anstieg auf eine Ausdauerzeit von 30 Minuten zu kommen, während bei Jüngeren das Optimum bei etwa 45 Minuten Belastungsdauer je Trainingseinheit liegt.

Für Menschen über 60 Jahre sind 20 Minuten Dauerleistung in einer Ausdauersportart bereits eine sehr wirksame und gesundheitlich nahezu optimale Belastungsdauer.

## Wie intensiv soll ich mich im Ausdauersport bewegen?

Das Herz ist gewissermaßen der „Tachometer" unseres Körpers. Die Pulskontrolle beim Sport ist mindestens genauso wichtig wie die Geschwindigkeitskontrolle beim Autofahren. Wer sich zu wenig anstrengt, kommt gesundheitlich nicht weiter, wer zu viel macht, kann im schlimmsten Fall einen Unfall, sprich Herz-Kreislauf-Zusammenbruch, erleiden. Dabei ist die „Geschwindigkeits"- bzw. Anstrengungsregel sehr einfach: Der Pulsschlag pro Minute soll während der 20-, 30- oder 60-minütigen Belastung beim Jogging, Walking, Schwimmen, Radfahren oder auf dem Hometrainer einen Wert erreichen, der in etwa der Zahl 180 minus Lebensalter entspricht.
Beispiel: 55-Jährige, die zum Beispiel 40 Minuten lang walken, sollten dabei einen Puls von etwa 125 Schlägen pro Minute haben (180-55=125).
Ein paar Schläge darunter oder darüber machen nichts aus, entscheidend ist, dass diese Pulsfrequenz möglichst während der gesamten Trainingszeit ungefähr eingehalten wird. Um die Pulsfrequenz pro Minute und damit die Trainingsintensität zu messen, sollte man gelegentlich anhalten, den Puls kurz am Hals bestimmen. Wer dazu nicht immer anhalten will, kann sich dafür ein elektronisches Pulsmessgerät zulegen, auf dem man bequem mit

einem Blick den Pulsschlag auf der Pulsuhr am Handgelenk ablesen kann. So hat man die Gewähr, dass man sich ausreichend belastet, dass man aber sich aber andererseits nicht übernimmt und es im extremsten Fall bis zum Herz-Kreislauf-Zusammenbruch kommt. Nur wer die „Temporegel" einhält, belastet sein Herz-Kreislauf-System optimal und profitiert von den segensreichen Wirkungen der Ausdauerbewegungen.

## Die medizinisch-gesundheitlichen Wirkungen von Ausdauerbewegungen

- Durch das Ausdauertraining verdickt sich der Herzmuskel, die Hohlräume und Kammern vergrößern sich, das Volumen nimmt zu. Das Herzgewicht kann dabei um zwei Drittel von 300 auf 500 Gramm und das Herzvolumen um das das Doppelte von 750 auf 1500 Milliliter ansteigen. Das kräftigere und größere sportliche Herz kann mit einem Schlag mehr Blut in den Kreislauf pumpen, es arbeitet ökonomischer und wird mit Belastungen, etwa durch eine Krankheit, besser fertig. Während beim Untrainierten beim flotten Treppensteigen in den vierten Stock das Herz förmlich zum Hals herausspringt, schießt beim Ausdauertrainierten nicht sofort der Puls hoch. Das untrainierte Herz muss für den erhöhten Sauerstoffbedarf der Muskeln sofort die Herzschlagzahl erhöhen, während ein trainiertes Herz den erhöhten Blutbedarf durch sein größeres Volumen decken kann. In Ruhe wiederum arbeitet das trainierte Herz im „Schongang", weil die Herzfrequenz auf 50-60 Schläge pro Minute sinkt.
- Hinzu kommt die bessere Sauerstoffversorgung unseres Körpers und damit eine Stärkung unseres Immunsystems sowie die Vorsorge vor Krebserkrankungen, weil mit Sauerstoff versorgte Zellen nicht so leicht entarten. Ich nenne das „Sauerstoffdusche". Denn beim Jogging, Schwimmen, Radfahren oder Ausdauertraining auf einem Fitnessgerät erhöht sich die in der Lunge umgewälzte Luftmenge um das 10-fache und beträgt 80-100 Liter pro Minute. Die Sauerstoffversorgung unseres Körpers steigt auf 4 Liter gegenüber 0,3 Liter in Ruhe. Genehmigen Sie sich deshalb zur Ergänzung ihrer täglichen Dusche regelmäßig eine Sauerstoffdusche, sie ist durch keine oft teure Sauerstofftherapie mit Apparaten zu ersetzen.
- Durch das Ausdauertraining wird die gesamte Blutzirkulation im Körper verbessert, weil sich die Blutgefäße erweitern und elastischer werden. Die Blutmenge erhöht sich, die Zahl der

roten Blutkörperchen wird vermehrt, die Muskelzellen werden besser mit Sauerstoff versorgt, arbeiten wirksamer und ermüden weniger rasch.

- Das regelmäßige Bewegungstraining stärkt die Bänder, Sehnen und Knochen. Die Gelenkknorpelschicht wird besser ernährt, die Gelenkschleimhäute werden effektiver durchblutet. Dosierter Gesundheitssport beugt deshalb einer Gelenkarthrose vor.
- Die Lunge wird funktionstüchtiger, ihr Fassungsvermögen, die Atmung wird tiefer und ökonomischer, die Sauerstoffaufnahme und Kohlendioxydabgabe verbessern sich.
- Sport fördert die Verdauung, die Darmmuskulatur wird zu verstärkter Tätigkeit angeregt, die Darmentleerung wird beschleunigt. Zusätzlich sollte bei Verstopfungserscheinungen reichlich getrunken und vermehrt ballaststoffreiche Nahrungsmittel aufgenommen werden.
- Es gibt viele Studien, die darauf hinweisen, dass ein regelmäßiges Ausdauertraining Krebserkrankungen vorbeugt, bei Frauen vor allem Brustkrebs und bei Männern Prostatakrebs. Auch bei der Nachsorge dieser Krebserkrankungen spielt der richtig dosierte Ausdauersport eine herausragende Rolle.
- Regelmäßiger Gesundheitssport als Ausdauerbewegung führt zu Stressabbau und entspannt das Nervensystem. Er trägt außerdem dazu bei, dass das Einschlafen leichter fällt und der Schlaf tief und erholsam wird.

**Mein Experten-Tipp:**

- Wählen Sie eine Ausdauerbewegung, die Ihnen Spaß macht und üben Sie diese regelmäßig, mindestens zweimal, besser dreimal pro Woche aus. Das macht Ihr Körpersystem fit, stabilisiert Ihr Nervenkostüm und verbessert damit auch Ihr Immun- und Abwehrsystem gegen Krankheiten. Sie müssen nur damit beginnen, dieses Abwehrsystem aufzubauen.
- Für untrainierte, gesunde Personen über 35 gilt als empfohlene Belastungsintensität die Pulsfrequenz pro Minute 180 minus Lebensalter in Jahren. Diese Faustregel kann entsprechend individueller Gegebenheiten (Alter, Leistungsstand) durchaus variiert und verändert werden. Vorausgesetzt, dass man sich zuvor ärztlich untersuchen ließ, was ab 35 ohnehin alle drei Jahre erfolgen sollte.

# Bluthochdruck senken

Als Normalwert für Erwachsene gilt ein Blutdruck zwischen 120/80 und 140/90 Millimeter Quecksilber (Hg). Wird der Wert von 160 mmHg systolisch und/oder 95 mmHg diastolisch überschritten, liegt ein Bluthochdruck (Hypertonie) vor.
Es gibt verschiedene Ursachen für den Bluthochdruck. Etwa 20 Prozent aller Erkrankten weisen Nieren-, Stoffwechsel- oder bestimmte Gefäßerkrankungen auf. Bei der überwiegenden Mehrzahl der Hochdruckkranken aber liegt ein sogenannter primärer Hochdruck vor – von Medizinern auch als „essenzielle Hypertonie" bezeichnet –, dessen Hauptursachen krankmachende Lebensbedingungen sind, so vor allem Übergewicht, falsche Ernährung mit übermäßigem Salzkonsum, Stressfaktoren und Bewegungsmangel. Bluthochdruck wird leider in den Anfangsstadien viel zu wenig ernstgenommen, dabei stirbt jeder Dritte an den Folgen dieser Krankheit.
Untersuchungen zeigen, dass 10 Prozent der jungen Menschen davon betroffen sind, aber 50 Prozent der Über-50-Jährigen. Viele wissen von ihrer Krankheit nichts, weil Bluthochdruck nicht weh tut. Deshalb sollte man als gesundheitsbewusster Mensch mehrmals im Jahr den Blutdruck messen oder sich messen lassen. Wenn Sie einen primären, also nicht durch andere Erkrankungen bedingten Bluthochdruck haben – das kann Ihnen Ihr Arzt sagen –, können Sie in aller Regel mindestens eine der fünf folgenden Feststellungen ankreuzen:

- Ich habe Übergewicht.
- Ich ernähre mich falsch, nehme vor allem zu viel Salz zu mir.
- Ich trinke zu viel Alkohol.
- Ich lasse mich leicht in Nervosität und Stress versetzen.
- Ich bewege mich zu wenig.

Ein regelmäßiges und richtig dosiertes Ausdauertraining hält die Blutgefäße elastisch und verbessert den Blutstrom im Körper. Es verbessert die Herzfunktion und verlangsamt den Pulsschlag. Dadurch sinkt der Blutdruck. Sportarten mit Pressatmung, bei denen während der Muskelanspannung der Atem angehalten wird, zum Beispiel Gewichtheben, aber auch das Krafttraining mit einer Beanspruchung von mehr als 80 Prozent der Maximalkraft, sind bei Bluthochdruck in jedem Fall zu meiden, da es wegen des plötzlichen Blutrückstroms zu Herzrhythmusstörungen kommen kann.

Und wer will sich darüber hinaus noch andere Spätfolgen wie Gefäßveränderungen, eine Nierenerkrankung, Schäden an den Augen oder einen Schlaganfall einhandeln? Wichtig in den Zeiten der Corona-Pandemie ist außerdem, dass neuere Studien darauf hinweisen, wonach bei unbehandeltem Bluthochdruck ein erhöhtes Risiko für diese Infektionskrankheiten besteht. Also gehen Sie noch in den nächsten Tagen zum Blutdruckmessen und setzen Sie nach Konsultation eines Arztes bei Bluthochdruck die hier genannten Vorschläge in die Tat um. Im Zentrum einer jeden Therapie zur Senkung des Bluthochdrucks stehen immer Lebensstiländerungen mit regelmäßiger Bewegung.

Zum Abbau von Übergewicht und zu niedrigeren Blutdruckwerten trägt auch die sogenannte DASH-Diät (Dietary Approaches to Stop Hypertension) bei. Sie umfasst eine langfristige Ernährungsumstellung mit Obst, Gemüse, Vollkornprodukten, pflanzlichen Ölen, wenig Salz, wenig rotem Fleisch und wenig Alkohol sowie tägliches, moderates Ausdauertraining im Umfang von etwa 30 Minuten.

**Meine Empfehlung:**

- **Abnehmen und sich richtig ernähren, vor allem salzarm.**
- **Beruflich oder privat bedingte nervliche Belastungen und Überbeanspruchungen abbauen, gegebenenfalls Entspannungsübungen durchführen.**
- **Regelmäßig Gesundheitssport treiben, vor allem Ausdauerbewegungen.**

Reichen diese Maßnahmen nicht aus, um den Bluthochdruck zu senken, wird Ihnen Ihr Arzt blutdrucksenkende Medikamente verschreiben, wofür es heute bewährte Standardtherapien gibt. Dabei bedarf es gründlicher Untersuchungen, um die wirklichen Ursachen des Bluthochdruckes und die wirksamsten Mittel dagegen herauszufinden.

# Depression und Burn-out reduzieren

In Deutschland leiden rund 18 Millionen Menschen an einer psychischen Erkrankung wie Depression, Angststörungen, Burn-out. Die wenigsten von ihnen bekommen die Hilfe, die sie brauchen. Manchmal, weil die Hemmschwelle zu hoch ist, einen Therapeuten zu suchen, oft aber auch, weil zu wenig Therapieplätze angeboten werden. Inzwischen gibt es deshalb dazu Apps, zum Beispiel Selfapy, deren Wirkungsmöglichkeiten aber noch in den Anfängen stecken.

Allein an der Volkskrankheit Depression mit Antriebs- und Interesselosigkeit und negativen Gefühlen leiden über vier Millionen Deutsche. Bei dieser psychischen Erkrankung ist regelmäßige Bewegung ein Baustein der Therapie.

Das zeigt eine Studie des US-Psychologen *James Blumenthal* von der Duke University, North Carolina mit 156 Patienten, die über vier Monate dauerte. Die Teilnehmer, die dreimal wöchentlich einen flotten Spaziergang von 30 Minuten machten und keinerlei Antidepressiva nahmen, fühlten sich genauso wohl wie diejenige Patientengruppe, die medikamentös behandelt wurde. Zwar wirken die Pillen schneller, regelmäßige Bewegung hilft aber dauerhafter.

**Spaziergänge können der erste Schritt sein, langsam an die gewünschte Ausdauerleistung heranzukommen.**

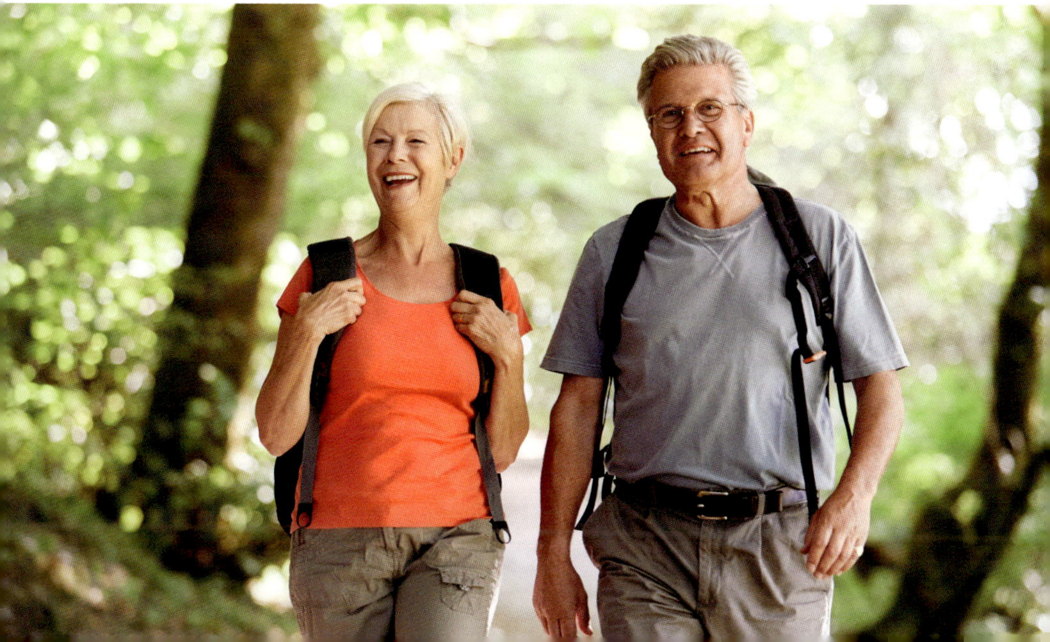

Bestätigt wurden diese Ergebnisse durch umfassende Studien einer Forschergruppe um *Mary E. Farmer vom National Institute of Mental Health* in Rockville, Maryland, in denen 1900 Frauen über mehrere Jahre untersucht wurden. Ergebnis: Bewegung vermag Depression nicht nur zu lindern, sondern schützt auch vor ihr. In jüngster Zeit untermauert eine Studie von *Dr. Karin Rosenkranz* von der Ruhr-Universität Bochum diese Ergebnisse. Rosenkranz wies nach, dass ein sanftes Bewegungsprogramm Depressions-Symptome wie Niedergeschlagenheit oder Interessensverlust lindert. Grund: Der Körper schüttet vermehrt sogenannte Glückshormone wie Dopamin und Serotonin aus. Da zwischen Körper und Geist enge nervliche Verbindungen bestehen, wirkt Bewegung wie „Futter" für das Gehirn und hebt die Stimmung.

**Mein Gesundheitstipp:**

- Durch viel Bewegung an frischer Luft, auch bei Wind und Wetter, stärken Sie Ihr körperliches Wohlgefühl, Ihr Selbstvertrauen und Ihre seelische Ausgeglichenheit. Es sollte aber eine Ausdauerbewegung sein, wie flottes Spazierengehen, Walking, Jogging oder Wandern.
- Die körperliche Anstrengung regelmäßig, mindestens jeden zweiten Tag ausführen.
- Intensität und Dauer der Bewegung langsam steigern. Nicht von 0 auf 100. Beginnen Sie mit einem 20-minütigen Spaziergang, steigern Sie in den nächsten drei bis vier Wochen das Tempo, bis daraus Walking wird. Joggen Sie zwischendurch immer mal wieder für einige Minuten, bis Sie dann nach drei bis vier Monaten ohne allzu starke Anstrengung eine halbe Stunde joggen können. Sie können aber auch beim Walking bleiben, wichtig ist nur, dass dabei Ihr Puls einen Wert von 180 minus Lebensalter pro Minute erreicht und Sie sich dabei immer wohlfühlen.

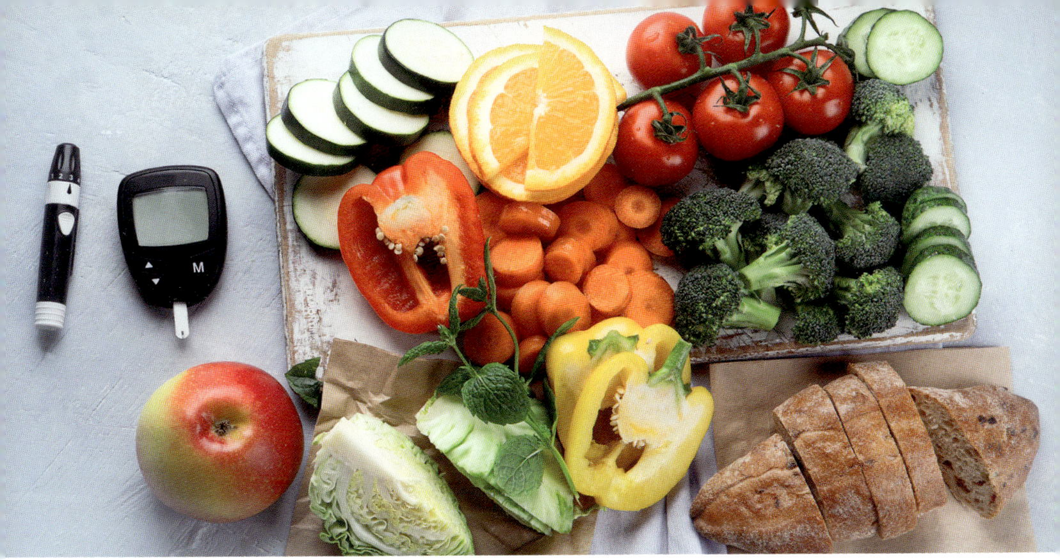

Eine Ernährung mit viel frischem Obst und Gemüse kann dabei helfen, überschüssige Pfunde abzubauen, damit sich der Blutzucker bei beginnendem Typ-2-Diabetes wieder normalisiert.

## Diabetes verhindern

Schätzungen zufolge leiden mindestens acht Millionen Deutsche an Diabetes mellitus Typ 2 und damit an einem relativen Insulinmangel. Der Körper stellt zwar ausreichend Insulin bereit, doch die Zellen des Körpers reagieren zunehmend unempfindlich darauf. Fachleute nennen das Insulinresistenz. Deswegen gelangt immer weniger Glukose in die Zellen und der Blutzuckerspiegel ist dauerhaft erhöht. Übergewicht, zucker- und fettreiche Ernährung, ein Überangebot an Kohlenhydraten sowie Bewegungsmangel verstärken die Insulinresistenz. Vor allem das Bauch- und das viszerale Fett, das die inneren Organe umschließt, begünstigen eine Insulinresistenz. Der permanent hohe Blutzuckerspiegel ist ein echter Gefäßkiller. Da es kaum Frühsymptome gibt, ist die Zuckerkrankheit bei mangelnder Vorsorge eine Zeitbombe. Die Wahrscheinlichkeit, an Diabetes zu erkranken, hängt sowohl von der Erbanlage als auch von der Lebensführung ab: Die Hauptursachen sind über viele Jahre bestehendes Übergewicht und Bewegungsmangel. Regelmäßige Bewegung macht die Zellen sensibler für Insulin, die Glukoseaufnahme steigt und der Blutzuckerspiegel sinkt. Lassen Sie auf jeden Fall regelmäßig beim Hausarzt Ihre Blutzuckerwerte überprüfen.

Übergewicht mit kohlenhydratreicher Ernährung ist einer der Hauptentstehungsfaktoren für Diabetes mellitus Typ 2, von dem in den Industrienationen zehn Prozent aller Menschen über 65 Jahre betroffen sind. Typ-2-Diabetiker sind in 90 Prozent der Fälle übergewichtig. Demgegenüber tritt Typ-1-Diabetes eher bei jungen, normalgewichtigen Personen auf. Es handelt sich dabei um eine Fehlreaktion des körpereigenen Immunsystems, das die eigenen insulinproduzierenden Zellen zerstört. Die Bauchspeicheldrüse kann dann kein Insulin mehr bilden, Betroffene müssen sich das Hormon ein Leben lang spritzen.

Das oberste Ziel beim Typ-2-Diabetes ist, das Gewicht zu normalisieren, denn das kann im Anfangsstadium einen Ausbruch der Krankheit verhindern. In späteren Stadien können dann Medikamente eingespart oder überflüssig werden. Regelmäßige moderate Bewegung – am besten dreimal in der Woche je 30 Minuten – kann den Blutzucker und somit auch den Medikamentenbedarf beim Typ-2-Diabetiker auf Dauer senken.

**Mein Tipp:**
**Führen Sie bei Diabetes Typ 2 mit erhöhten Zuckerwerten unbedingt eine regelmäßige Ausdauerbewegung durch, um mittel- und längerfristig folgende Ergebnisse zu erzielen:**

- Senkung des Blutzuckers
- Erhöhung der Insulinempfindlichkeit
- Normalisierung des Blutdrucks
- Verbesserung der Cholesterinwerte
- Abbau von Übergewicht durch kohlenhydratarme Kost

## Herzinfarkt und Schlaganfall vorbeugen

Fast alle Risikofaktoren, im Laufe seines Lebens irgendwann eine Herz-Kreislauf-Erkrankung zu bekommen, lassen sich durch Änderung des Lebensstils ganz oder zumindest erheblich reduzieren. An erster Stelle steht hier die körperliche Aktivität.

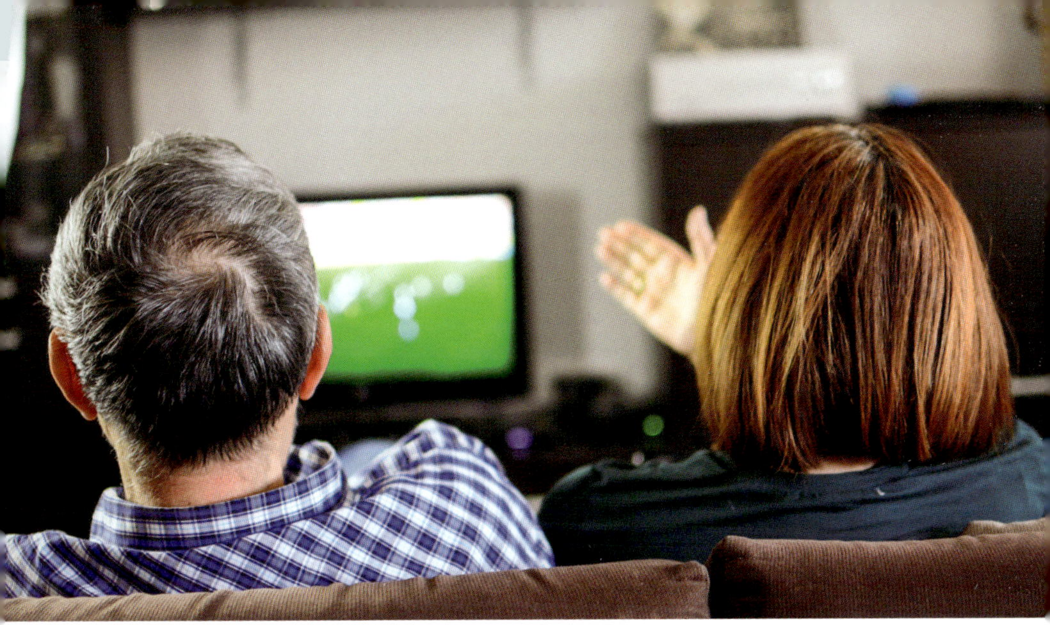

**Der überwiegend sitzende Lebensstil in den Industrienationen trägt dazu bei, dass Herz-Kreislauf-Erkrankungen so häufig auftreten.**

In den westlichen Industrieländern sind Herz-Kreislauf-Erkrankungen Todesursache Nummer eins – und das ist zum größten Teil Ergebnis unseres Lebensstils. Die Wahrscheinlichkeit, irgendwann einmal eine Erkrankung der Herzkranzgefäße zu entwickeln, beträgt für Männer nahezu 50, für Frauen 35 Prozent.
Dabei ließe sich die Gefahr, an einem Schlaganfall, einer Herz-Kreislauf-Erkrankung wie Bluthochdruck oder Angina pectoris zu erkranken sowie einen Herzinfarkt zu erleiden, um ein Vielfaches reduzieren, wenn die wichtigsten Risikofaktoren ausgeschaltet würden. Rauchen, Übergewicht und zu wenig Bewegung sind drei davon, die jeder vermeiden kann.
Wenn die vier Risikofaktoren Übergewicht, Bluthochdruck, erhöhte Cholesterin- und Zuckerwerte (Diabetes) vorliegen, spricht man auch vom „tödlichen Quartett" oder „metabolischen Syndrom". Bieten Sie diesem tödlichen Quartett Schach.
Diese vier Faktoren beeinflussen und verstärken sich oft gegenseitig, Schlaganfall oder Herzinfarkt sind vorprogrammiert. Schätzungen zufolge sind in den Industrienationen drei von zehn Personen betroffen – zunehmend auch Jüngere. Diesem tödlichen Quartett sind Sie aber nicht ausgeliefert, Sie können etwas dagegen tun.

## Übergewicht abbauen

Nach einer Studie des Robert Koch-Instituts werden 80 Prozent der Männer und 77 Prozent der Frauen im Laufe ihres Lebens übergewichtig. Besonders kritisch ist es, wenn die Gewichtszunahme zwischen dem 30. und 50. Lebensjahr erfolgt. Wie hoch das Risiko für einen Herzinfarkt ist, lässt sich leicht durch den Bauchumfang und den Body-Mass-Index ermitteln.
Unabhängig von der Körpergröße gilt: Ab einem Umfang von mehr als 88 Zentimetern bei Frauen und 102 Zentimetern bei Männern wird es heikel. Das Gleiche gilt für einen Body Mass-Index über 30. Spätestens dann ist der Abbau von Übergewicht angesagt.

## Cholesterin kontrollieren

Die Cholesterinwerte sind das Maß der Dinge, auch wenn inzwischen weitere Parameter wie das C-reaktive-Protein (CrP) und das Homocystein Hinweise auf eine Schädigung der Blutgefäße liefern können. Ein größeres Augenmerk muss man auf den Blutfettspiegel legen, denn in der Altersgruppe über 40 haben mehr als die Hälfte der Menschen in den westlichen Industrieländern Gesamtcholesterinwerte über der empfohlenen Grenze von 200 mg/dl. Ernährungsbedingte Erhöhungen der sogenannten Triglyzeride, einer weiteren Blutfett-Fraktion, sind ebenfalls sehr häufig.
Die gute Fraktion des Cholesterins, der HDL-Wert, der erfreulicherweise durch Bewegung deutlich erhöht werden kann, sollte bei Männern über 40 mg/dl liegen, bei Frauen über 50 mg/dl. Das „schlechte" LDL-Cholesterin, welches das Arteriosklerose-Risiko weiter vorantreibt, muss individuell angepasst sein. Für Patienten mit hohem Risiko, eine Koronare Herzerkrankung zu bekommen, oder bei bereits bestehender Herzkrankheit wird eine Senkung unter 100 mg/dl empfohlen; für alle anderen Betroffenen sollten die Werte jedoch nicht über 140 bis 150 mg/dl liegen, besser noch sind Werte unter 130 mg/dl, vor allem dann, wenn zwei oder mehr Risikofaktoren wie Rauchen oder Bluthochdruck vorliegen.

## Ausdauerbewegungen verstärken

Aus einer Vielzahl von Studien wissen wir, dass körperliche Inaktivität eine entscheidende Rolle bei der Entstehung der Koronaren Herzerkrankung spielt. Dieser Risikofaktor wird nach wie vor unterschätzt, denn die meisten Menschen meinen, dass sie sich genug bewegen. Sie wissen nicht, wie viel Bewegung der Mensch wirklich braucht und wie gut wohldosierter Sport bei einer Herzkrankheit wirken kann.

Wenn bei Familienangehörigen ersten Grades – vor dem 55. Lebensjahr bei Männern und vor dem 65. Lebensjahr bei Frauen – ein Herzinfarkt oder Schlaganfall bekannt ist, sollten Sie frühzeitig Ihre Risikofaktoren checken lassen. Denn in diesem Fall könnte eine genetische (anlagebedingte) Komponente mit im Spiel sein. Aber keine Sorge, das muss nicht heißen, dass Sie früher oder später unbedingt an einer Herz-Kreislauf-Erkrankung leiden werden. Durch konsequentes Ausschalten der weiteren genannten Risikofaktoren vermindern Sie den Einfluss einer familiären Vorbelastung. Fast alle aufgeführten Risikofaktoren lassen sich durch eine Änderung des Lebensstils ganz oder zumindest erheblich reduzieren.

An erster Stelle jedoch steht die körperliche Aktivität. Wie viel Bewegung man für eine Herzinfarkt-Prävention braucht, zeigte am gründlichsten die langfristig angelegte „Harvard Alumni Health Study“. Darin wurden Gesundheitsdaten von 12.000 ehemals an

**Mit einem Home-Trainer kann man sich das Fitness-Studio nach Hause holen und trainieren, wann es einem am besten passt.**

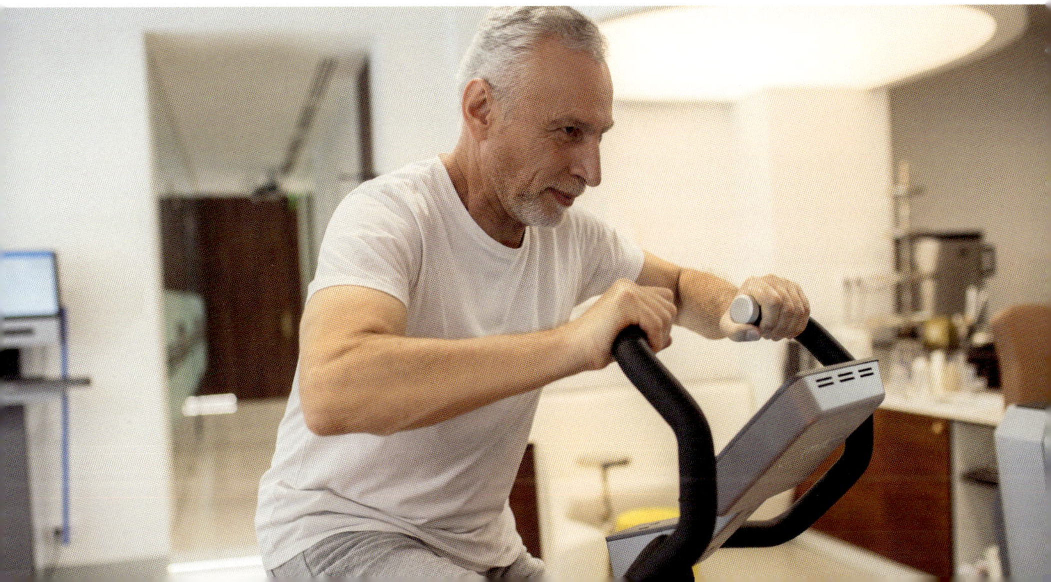

der Harvard University eingeschriebenen Männern über einen Zeitraum von 16 Jahren erfasst. Ergebnis: Bei Männern, die täglich durch zusätzliche körperliche Aktivität 200-300 kcal verbrauchten, sank das Infarktrisiko um rund 20 Prozent gegenüber jenen, die sich kaum oder wenig bewegten. Ein solcher Energieverbrauch lässt sich beispielsweise schon erreichen, wenn man Treppen in den 3. Stock mehrmals täglich bewältigt und in den Weg zur Arbeit einen zwei Kilometer langen Fußweg einbaut. Es ist egal, was man macht, ob Gewichtstraining, Jogging oder einen flotten Spaziergang von 30 Minuten, Hauptsache man bewegt sich – so die Forscherin *Michaela Tanasescu* und ihre Kollegen von der Harvard-Universität.
Umstritten war bisher, wie intensiv man sich dabei anstrengen muss. *Michaela Tanasescu* und ihre Kollegin *JoAnn Manson* zeigen aber anhand einer Auswertung von Befragungen von 70.000 Frauen, die im Rahmen der „Women's Health Initiative" untersucht worden waren, dass bereits ein flottes Spazierengehen mit einem mittleren Schritttempo von etwa 4 km/h das Risiko von Herz-Kreislauf-Erkrankungen deutlich senkt.

## Regelmäßige Ausdauerbewegungen bringen viele Vorteile

- Verbesserte körperliche und seelische Belastbarkeit
- Weniger Krankenhausaufenthalte, bessere Überlebensrate bei Herzinfarkt
- Das Fortschreiten der Koronaren Herzerkrankung wird gebremst, was laut einer Studie von der Intensität des Trainings abhängig zu sein scheint; dafür sind wöchentlich mindestens insgesamt drei Stunden körperliche Aktivität nötig, zur Rückbildung etwa fünf Stunden pro Woche.
- Verbesserte Durchblutung des Herzmuskels
- Reduktion aller Risikofaktoren
- Abnahme des Zigarettenkonsums, da Bewegung nachweislich Stresshormone wie Adrenalin reduziert, die wiederum den Nikotinhunger fördern.

**Mein Tipp:**
Geraten Sie ruhig öfter mal aus der Puste

- Intervalltraining: Wenn Sie nach ein paar Wochen schon bewegungsroutiniert sind und Ihr übliches Bewegungstraining etwas aufpeppen wollen, können Sie ein kleines Intervalltraining versuchen. Legen Sie beim Gehen, Walking, Jogging oder Schwimmen jeweils für etwa zwei Minuten eine flottere Einheit ein, bei der Sie etwas außer Atem geraten. Der Pulsschlag pro Minute sollte dabei aber Ihre normale Belastungsgrenze von 180 minus Lebensalter um nicht mehr als 20-25 Punkte überschreiten, Sie sollten sich dabei nicht übernehmen. Beispiel für eine/n 50-Jährige/n: 180 minus Lebensalter = 130 plus 20 = 150 Pulsschläge.
- Positiver Effekt: Herz und Kreislauf müssen hierbei in kurzer Zeit neue Energie zur Verfügung stellen, was eine nachhaltige Wirkung auf die Sauerstoffversorgung und die kapillare Durchblutung hat. Allerdings sollten Sie dafür schon recht gut trainiert sein. Herz-Kreislauf-Patienten mit Vorerkrankungen setzen diesen Tipp besser nicht um.

## Immunsystem stärken

Ihr Immunsystem soll Ihren Körper vor Schadstoffen, Krankheitserregern oder krankmachenden Zellveränderungen, zum Beispiel Krebserkrankungen, schützen. Sind Sie häufig erkältet oder leiden Sie vielleicht unter lästigen Allergien? Dann ist es höchste Zeit, dass Sie Ihr Immunsystem wieder auf Trab bringen. Es genügen oft einfache Mittel, die – regelmäßig angewendet – Medikamente oder Behandlungen ersetzen können. Wir zeigen Ihnen jetzt, wie das geht.

Regelmäßige, moderate Ausdauerbewegungen am besten an der frischen Luft, macht sie weniger anfällig gegenüber Umwelteinflüssen. Auch kaltes Wetter, Regen, Nebel oder feuchtes Klima können Ihnen dann weniger anhaben. Achten Sie dabei auf eine Kleidung, die dem jeweiligen Wetter entspricht.
Auch regelmäßiges Muskeltraining hilft. Forscher an der Universität Innsbruck haben 2003 in einer großen Untersuchung gezeigt, dass bereits 20 Minuten Muskelkräftigung dreimal pro Woche

ausreichen, um das Immunsystem zusätzlich auf sanfte Weise zu stärken und die Produktion von Abwehrzellen zu stimulieren.
→ **Krafttrainings-Grundprogramm im Praxisteil**

Eine gesunde, möglichst biologische Ernährung stärkt Ihr Immunsystem zusätzlich. Steigen Sie auf leichte, fett- und zuckerarme Nahrung um und reduzieren Sie Ihren Salzkonsum. Fettes, zuckerhaltiges Essen belastet das Immunsystem und hemmt körpereigene Entgiftungs- und Stoffwechselprozesse. Achten Sie auch auf ausreichend Flüssigkeit (Wasser, Kräutertee und Fruchtschorle) mit etwa zwei Liter am Tag. Gönnen Sie Ihrem Körper öfter einmal einen Basen- oder Entschlackungstag. Essen Sie dann einen Tag lang nur basenreiche Lebensmittel wie Gemüse, Obst, Reis oder leichte Vollkornprodukte. Erhöhen Sie an diesem Tag Ihre Trinkmenge auf etwa drei Liter. Damit schwemmen Sie Stoffwechselabfallprodukte über die Nieren aus. Sie werden sich bald leichter und wohler fühlen und weniger anfällig gegenüber Krankheiten sein.
Wichtig ist auch, dass Sie Nikotin und übermäßigen Alkoholgenuss meiden. Diese Gifte schädigen Ihre Zellen und Organe und fördern Krebserkrankungen.

**Muskeltraining stärkt auch das Immunsystem, wenn es regelmäßig erfolgt.**

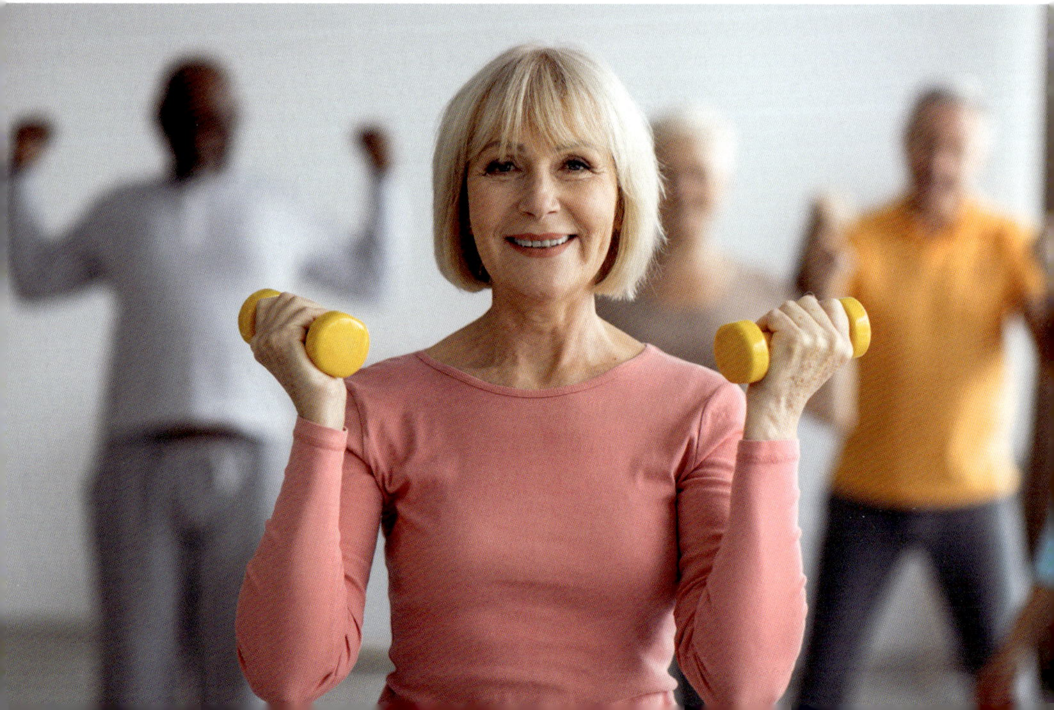

## Nehmen Sie sich tagsüber ab und zu mal eine kleine Auszeit

Auch der Geist sollte regelmäßig von schlechten und krankmachenden Gedanken und Einstellungen gereinigt werden, denn eine negative Sichtweise auf ihre Umgebung hat einen nicht unerheblichen Einfluss auf Abwehrvorgänge im Körper. Nehmen Sie sich einmal am Tag 15 Minuten Zeit und begeben Sie sich an einen ruhigen Ort, an dem Sie sich wohlfühlen und entspannen können. Konzentrieren Sie sich dann auf Ihre Atmung und stellen Sie sich vor, wie alle dunklen und schlechten Gedanken mit Ihrer Ausatmung den Körper und den Geist verlassen. Im Gegenzug dazu nehmen Sie nun mit der Einatmung frischen Sauerstoff und helle, gute Energien in sich auf.

Negativer Stress ist die Immunabwehr-Bremse schlechthin. Ein bewusstes Stress- und Zeitmanagement trägt dazu bei, dass Ihr Körper zur Ruhe kommt und genügend Kraft sammeln kann, um äußeren Einflüssen besser gewachsen zu sein. Achten Sie daher auf ausreichend Raum für Pausen und Erholung im Alltag.
Wichtig ist auch ausreichender Schlaf. Zu wenig Schlaf erhöht auf Dauer die Cortisol-Ausschüttung, und das macht krank und dick. Achten Sie daher auf eine ausreichend lange Nachtruhe. Es ist hilfreich, drei Stunden vor dem Schlafengehen nichts mehr zu essen. Wichtig ist auch der Rhythmus: Gegen Schlafstörungen helfen feste Zubettgeh- und Aufstehzeiten, an die Sie sich am besten auch am Wochenende halten.

Bewegen Sie sich zwei-, besser dreimal in der Woche 30 bis 45 Minuten draußen an der frischen Luft, auch bei schlechtem Wetter. Das bringt die Abwehrzellen auf Trab und härtet ab. Anfangs ist es gut, sich mit einem Freund oder einer Freundin zu verabreden. Das hilft, Motivationstiefs zu überbrücken.
Achten Sie während Ihrer Bewegungseinheiten bewusst auf Ihre Atmung. Atmen Sie durch die Nase ein und durch den Mund aus. Diese Technik schont vor allem bei sehr kalter Luft die Bronchien. Die bewusste Atmung trainiert Ihre Lungen und befördert Krankheitserreger nach draußen.

Tanken Sie einmal am Tag mindestens 15 Minuten lang Licht, am besten in der freien Natur. Licht beeinflusst über verschiedene Botenstoffe hormonelle Abläufe im Körper sowie das Immunsystem. Im Winter können Sie auch künstliche Lichtquellen nutzen, vor allem wenn Sie an saisonalen depressiven Verstimmungen leiden.

Gehen Sie möglichst regelmäßig einmal in der Woche in die Sauna. Das stärkt nicht nur Herz und Kreislauf, sondern auch die Immunabwehr.

**Meine Empfehlung:**

- Bringen Sie Alltag, Arbeit und Freizeit mit Ruhe, Entspannung und ausreichendem Schlaf in ein vernünftiges und ausgewogenes Verhältnis zueinander, um das Immunsystem zu stärken.
- Bauen Sie durch regelmäßige Auszeiten alle Einflüsse ab, die Ärger, Druck und ständige Anspannung bewirken. Das kann im Beruf durch zu großen Ehrgeiz und Überschätzung der eigenen Leistungsfähigkeit passieren oder in persönlichen Beziehungen entstehen durch emotionale Spannungen, Feindseligkeiten, unterdrückte Gefühle. Körperliche Bewegung mit Anspannung und Entspannung sind ideal dafür.
- Insbesondere Ausdauerbewegungen, allerdings dosiert und nicht wettbewerbs- und konkurrenzorientiert, entschleunigen und stabilisieren das Immunsystem, denn sie beanspruchen die Muskeln und wirken gleichzeitig entspannend.

## Krebs bekämpfen

Regelmäßiges Ausdauertraining mindert nachweislich die Gefahr, an Krebs zu erkranken. Vor allem das Risiko, Darm-, Prostata- oder Brustkrebs zu bekommen, wird deutlich gesenkt. Dies ist mittlerweile durch viele Studien wissenschaftlich belegt. Bewegung ist nicht nur eine gute Vorbeugung, sondern auch bei bereits ausgebrochener Krankheit ein sehr probates Mittel, um die Lebensqualität zu verbessern und die körpereigene Abwehr zu stärken.
*Carolyn M. Kaelin*, bekannte Brustkrebs-Chirurgin an der Harvard Medical School und selbst an Brustkrebs erkrankt, schreibt dazu: Körperliche Bewegung kann das Leben von Brustkrebspatientinnen verlängern und die Wahrscheinlichkeit von Rückfällen verringern. Am „National Cancer Institute" in Bethesda, Maryland, wurden unter der Leitung von *Julia Rowland* mehrere Untersuchungen durchgeführt, die zeigen, dass regelmäßige Bewegung sowohl bei Dickdarmkrebs als auch bei Brustkrebs von Frauen als Heilkraft

wirkt und die Überlebenschance von Patienten verbessert. In verschiedenen Studien wurde festgestellt, dass drei bis fünf Stunden schnelles Gehen oder Laufen pro Woche das Risiko, an Brustkrebs zu erkranken oder daran zu sterben, um bis zu 50 Prozent senkte. Die renommierte Brustkrebsexpertin *Prof. M. Kiechle* bestätigte das auf einem internationalen Symposium über Krebs und Sport schon im Jahr 2008: „Solche hervorragenden Resultate wie mit regelmäßigem Ausdauersport erreichen wir bei Brustkrebs mit keiner anderen Therapie, sei es Chemo- oder Antikörpertherapie. Ausdauerbewegung wirkt wie ein Krebsmedikament."

**Meine Empfehlung:**

Üben Sie zusätzlich zu einer gesunden Lebensführung regelmäßig einen Ausdauersport aus, um Ihr Krebsrisiko zu mindern oder eine schon ausgebrochene Krebserkrankung zu lindern und zu bekämpfen. An jedem zweiten Tag ist ein Optimum. Wenn eine tägliche Bewegung möglich ist, umso besser, allerdings sollte dann die Bewegungsintensität nicht übertrieben werden. In vielen Sportvereinen gibt es Krebssport-Gruppen.

**→ Ausdauerbewegungen im Praxisteil**

## Osteoporose vorbeugen

Die Osteoporose oder auch der Knochenschwund ist eine chronische Skeletterkrankung, bei der Knochenmasse abgebaut wird. Die Knochen verlieren nach und nach ihre Stabilität und werden porös und brüchig. In Deutschland leben etwa 6,3 Millionen Menschen mit Osteoporose, etwa 900.000 Bundesbürger erkranken nach Angaben von Krankenkassen jährlich neu am Knochenschwund. Unsere Knochen durchlaufen ständige Aufbau-, Umbau- und Abbauprozesse. Bis zum 30. Lebensjahr nimmt die Knochenmasse zu, ab 40 geht es allmählich abwärts. Der Knochenschwund erfolgt oft schleichend, deshalb bemerken ihn viele erst zu spät.

Wer im Alter nicht unter Knochenschwund leiden will, achtet am besten schon in jungen Jahren auf die richtige Ernährung und viel Bewegung. „Weniger vor dem Fernseher und Computer sitzen, dafür aber mehr Bewegung und sich an der frischen Luft aufhalten", lautet die Devise. Auch für Ältere ist es nie zu spät: Ausdauerbewegungen wie flottes Spazierengehen in Kombination mit dosierten Muskelübungen und ausreichender Kalziumzufuhr verhindern ein Ausbrechen oder Fortschreiten der Krankheit.

Wenn Sie sich viel im Freien aufhalten, kann Ihr Körper genügend Vitamin D bilden. Das ist nötig, um Kalzium in die Knochen einzulagern.
Wenn Sie als Frau über 65 und als Mann über 70 Jahre alt sind, sollten Sie regelmäßig eine Messung der Knochendichte durchführen lassen. Sprechen Sie darüber mit Ihrem Hausarzt. Eine solche Messung kann die Krankheit noch vor dem Auftreten von Knochenbrüchen entlarven.
Risikofaktoren sind:

- Familiäre Belastung oder Geschlecht
- Unausgewogene Ernährung mit zu niedriger Kalziumaufnahme
- Übermäßiger Tabak- und Alkoholkonsum
- Körpergrößenverlust >4 cm
- Vermehrte Knochenbrüche
- Chronischer Rückenschmerz, Rundrücken
- Bewegungsmangel und erhöhtes Sturzrisiko

## Testen Sie Ihr Osteoporose-Risiko

Osteoporose tritt meist bei Frauen nach den Wechseljahren und im höheren Alter auch bei Männern auf. Etwa jede dritte Frau und jeder fünfte Mann ab dem 50. Lebensjahr ist von Osteoporose betroffen.
Eine Osteoporose lässt sich anhand der Knochendichte frühzeitig durch eine ärztliche Knochendichtemessung diagnostizieren. Bei der Knochendichtemessung (Osteodensitometrie) wird mit niedrig dosierten Röntgenstrahlen der mineralische Gehalt der Knochensubstanz ermittelt, vor allem an der Lendenwirbelsäule, am Oberschenkelknochen sowie am Oberschenkelhals. Osteoporose-Symptome sind Knochenbrüche ohne große äußere Einwirkung. Betroffen sind dabei hauptsächlich Wirbelkörper und Oberschenkelhalsknochen.

**Symptome für das Vorliegen einer Osteoporose können sein:**
- Chronischer Rückenschmerz
- Abnehmende Körpergröße

- Rundrücken, „Witwenbuckel“
- Vermehrte Knochenbrüche
- Eingeschränkte Bewegungsfähigkeit

**Mein Gesundheits-Tipp:**

**Osteoporose ist behandelbar. Außer medikamentösen Therapien steht neben einer Vitamin D- und kalziumreichen Ernährung vor allem die gezielte körperliche Bewegung mit Kraft- und Zugbewegungen im Vordergrund.**

**→ Grundprogramm Krafttraining im Praxisteil**

## Rückenschmerzen verhüten

Zu den häufigsten Gründen für Krankschreibungen im Beruf zählen akute oder chronische Rückenschmerzen. Dass Ihre Rückenprobleme chronisch werden und Ihre Lebensqualität darunter leidet, dagegen können Sie selbst etwas tun.

Schon täglich zehn Minuten Bewegung reichen, um chronischen Rückenschmerzen wirksam vorzubeugen. Reservieren Sie sich eine feste Tageszeit für Ihr Übungsprogramm, etwa morgens vor dem Frühstück oder abends nach der Arbeit. Es kommt nicht auf eine spezifische Gymnastik an, sondern darauf, dass Sie überhaupt aktiv etwas für den Rücken tun. Außerdem sollten Sie lernen, gymnastische Übungen, welche die Lendenwirbelsäule belasten, zu vermeiden. Dazu gehören ruckartiges Bauchmuskeltraining oder die berühmten Klappmesser.

Die meisten Verspannungen im Nacken- und Lendenwirbelsäulenbereich rühren von einem hohen Anspannungsniveau auf körperlicher wie auch auf seelischer Ebene her. Eine Entspannungstechnik leistet hier gute Dienste. Besonders gut eignet sich für Rückenpatienten die „Progressive Muskelrelaxation nach Jacobson“, die alle großen Muskelgruppen einbezieht und das Anspannungsniveau im Körper dauerhaft reduziert.

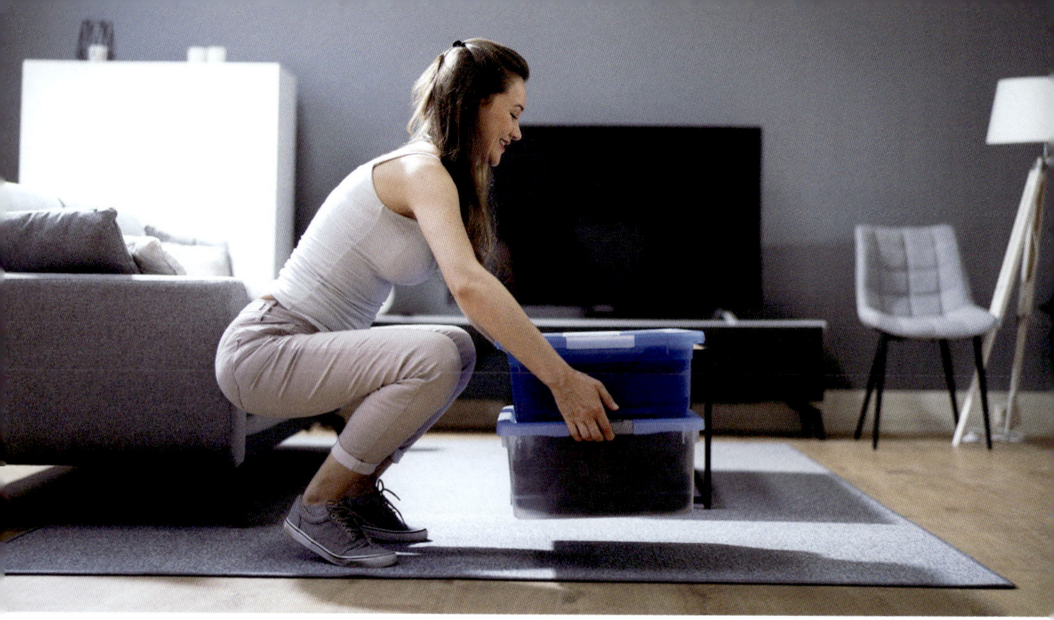

Eine rückenschonende Hebetechnik lohnt sich bereits, bevor Rückenschmerzen auftreten.

## Dynamik in den Alltag

Bewegen Sie sich viel, nehmen Sie die Treppe anstatt den Aufzug und erledigen Sie kleine Besorgungen zu Fuß. Lassen Sie das Auto häufiger stehen und fahren Sie mit dem Rad. Gehen Sie außerhalb Ihres Bewegungstrainings (zwei- bis dreimal in der Woche etwa 30 Minuten) ab und zu spazieren.
Lernen Sie, dynamisch zu sitzen. Der Wechsel vom aufrechten Sitzen zur „Lümmelposition" ist sehr wichtig. Wenn Sie am Schreibtisch arbeiten, sollten Sie immer wieder zwischendurch aufstehen, das Fenster öffnen und Arme und Beine lockern. Das beugt Muskelverspannungen vor und lindert bereits bestehende Rückenschmerzen.

## Grundregeln für rückengesundes Heben und Tragen

Die alltäglichen Belastungen für den Rücken werden gerne unterschätzt, obwohl sie manchmal weitreichende Folgen haben. Die beste Gymnastik nützt nicht viel, wenn Sie die Auslöser und Risiken für Rückenprobleme nicht kennen und vermeiden.

Das Heben schwerer Gegenstände beispielsweise, angefangen beim vollen Putzeimer bis hin zur Sprudelkiste, die Sie aus dem Auto holen, ist eine Gefahrenquelle. Hier gilt, generell nicht aus der Lendenwirbelsäule heraus, also nicht mit gebeugtem Rücken zu heben, sondern etwas in die Knie zu gehen. Holen Sie den Gegenstand dann nahe an den Körper heran, um unnötige Zugbelastung auf die Lendenwirbelsäule zu vermeiden. Arbeiten Sie stets aus den Beinen heraus.
Wenn Gegenstände sehr schwer sind und Sie sich sowieso schon mit Schmerzen herumplagen, dann lassen Sie sich am besten helfen und tragen das Schwergewicht zu zweit oder zu dritt. Ihr Rücken wird es Ihnen danken.
Bleiben Sie stets in Bewegung, das ist die beste Vorbeugung gegen Rückenschmerzen.

**Mein Extra-Tipp:**
Rückenschonende Bewegungen

- Schwimmen: Vor allem Brustkraulen oder Rückenschwimmen pflegen Ihr Rückgrat. Weniger zu empfehlen ist das konventionelle Brustschwimmen, denn hier steht die Lendenwirbelsäule unter hoher Belastung.
- Laufen: Für Rückenpatienten ideal ist Spazierengehen oder Nordic Walking auf weichem Untergrund, z. B. im Wald. Betonierte, harte Wege sind eher zu meiden, denn dadurch erfahren die Bandscheiben eine verstärkte Kompression.
- Radfahren: Es stärkt den Rücken, solange Sie darauf achten, nicht zu tief oder zu hoch zu sitzen. Als Faustregel gilt, dass Sie die Pedale im Sitzen (ohne dass Sie fahren) mit dem Fuß locker erreichen und die Knie dabei fast gestreckt haben. Wichtig sind Dehnübungen vor und nach einer Radtour, vor allem für Nacken und Beine.

# Stress bewältigen

„War ich heute wieder im Stress", heißt es oft am Abend eines ereignisreichen Tages. Wenn Sie das selbst noch nicht gesagt haben, dann haben Sie es bestimmt schon gehört. Was bedeutet es? Mit dem einfach so dahingeworfenen Ausspruch können zwei verschiedene Welten des Stresses gemeint sein: Der gesunde,

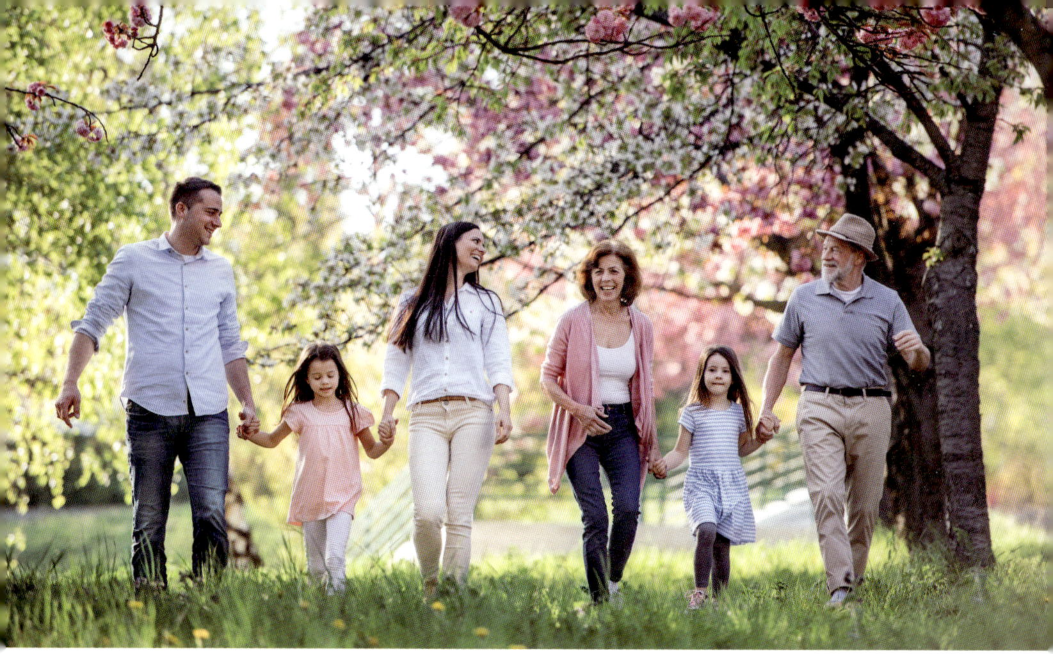

Am Wochenende sich in der Natur zu bewegen, hilft dabei, negativen Stress abzubauen.

lebensnotwendige Stress (Fachausdruck: Eustress), aber auch der gefährliche, manchmal lebensbedrohende Stress (Fachausdruck: Distress). Die Fachausdrücke Eustress und Distress prägte der „Vater" der Stressforschung, Professor *Hans Selye*, sie haben sich aber nicht durchgesetzt. „War ich heute wieder mal im Stress." kann heißen, dass es sich um einen turbulenten, anstrengenden und schwierigen Tagesablauf handelte, der einem alles abverlangte, bei dem alle Kräfte eingesetzt werden mussten, dass aber nun alles vorbei und ausgestanden ist und der Stress mit der beginnenden Entspannung einfach von einem abfällt – möglicherweise bei einem Gläschen Wein.

„War ich heute wieder mal im Stress." kann aber auch bedeuten, dass der turbulente, anstrengende und schwierige Tag zwar vorbei ist, dass aber die Probleme und Spannungen in einem weiterbohren, dass mit dem Ende des Tages die Stresssituation keineswegs vorbei ist, dass nicht abgeschaltet werden kann und die stressige Anspannung selbst im Schlaf noch weiterwirkt. Das sind die beiden Grundformen des Stresses: der positive und der negative.

Stress ist die Reaktion des Organismus auf innere und/oder äußere Reizfaktoren. Stressauslösend können äußere Lebensumstände sein, wie Gefahrensituationen oder Überarbeitung, und innere Faktoren wie familiäre Konflikte oder berufliche Spannungen. Jeder Mensch braucht ein gewisses Maß an Stress, das heißt eine stimulierende Wirkung, sowohl physischer wie psychischer Art. Unser Organismus reagiert auf die lebensnotwendigen Reize aus der Umwelt. Entsprechende Schutzmechanismen sorgen dafür, dass wir mit den Reizen fertig werden.

In früheren Zeiten funktionierte dieser Schutzmechanismus einwandfrei. Wenn Menschen eine Gefahr drohte, war die Gegenreaktion entweder Flucht oder Kampf. In jedem Fall musste der Organismus die entsprechenden körperlichen Voraussetzungen der Gegenreaktion schaffen: Pulserhöhung, Blutdruckerhöhung, Steigerung der Atemfrequenz, Zunahme der Blutgerinnungsfähigkeit, vermehrte Ausscheidung von Hormonen. Die drohende Gefahr versetzte den Körper also in einen Zustand der physiologischen Anspannung, die sich entweder in der körperlichen Gegenwehr oder Flucht entlud. Dieser Mechanismus hat sich bis heute nicht verändert.

Der durch die Stressfaktoren aufgebaute Spannungszustand des Körpers kommt nicht mehr zur Entladung, es kommt zu einem Stau, zu innerer Unruhe und zu ständigem Angespanntsein. Deshalb macht Stress uns krank. Es steht außer Zweifel, dass er als Risikofaktor für viele Krankheiten, insbesondere für den Herzinfarkt, eine bedeutende Rolle spielt.

**Meine Empfehlung:**

- Versuchen Sie, in der Gegenwart zu leben; vermeiden Sie die Überbewertung der Vergangenheit und Zukunft. Akzeptieren Sie von außen kommende Stresssituationen, die Sie sowieso nicht ändern können.
- Ausdauersport, allerdings dosiert und nicht wettbewerbs- und konkurrenzorientiert, stellt mit seinen muskulären Beanspruchungen und entspannenden Wirkungen eine hervorragende Möglichkeit zur Stressbewältigung dar. Denn ein trainiertes ökonomisiertes Herz-Kreislauf-System kommt mit Stresssituationen aufgrund seiner höheren Flexibilität besser zurecht.
- Der bekannte deutsche Sportmediziner *Wildor Hollmann* hat es auf die Formel gebracht: „Je besser ein Mensch ausdauertrainiert ist, desto geringer ist in Stresssituationen die Ausschüttung der Stresshormone."

# Übergewicht abbauen

Jeder zweite Bundesbürger über 18 Jahre ist übergewichtig. Von den Jungen und Mädchen im Alter von 11-13 sind es laut Robert Koch-Institut bereits 20 Prozent, also jeder Fünfte.
Übergewicht oder Adipositas kann sowohl im körperlichen Bereich viele Folgekrankheiten nach sich ziehen als auch die Psyche belasten. Denn Übergewichtige Menschen werden im Alltag und in den sozialen Medien oft gemobbt und ausgegrenzt. Experten sagen, dass zwei Drittel der Adipositas-Erkrankungen auch genetische Ursachen aufweisen, die durch einen entsprechenden Lebensstil verstärkt werden.

**Der sogenannte Body-Mass-Index (BMI) teilt Gewicht in „Untergewicht", „Normalgewicht" und „Übergewicht" ein:**

Untergewicht: unter 18,5
Normalgewicht: 18,5-24,9
Übergewicht 25,0-29,9
Starkes Übergewicht: 30,0-40,0
Sehr starkes Übergewicht: über 40.
Wer also einen Body Mass Index (BMI) über 30 hat, gilt als krankhaft übergewichtig bzw. adipös.

Der BMI berechnet sich aus dem Verhältnis aus:
Körpergewicht in kg geteilt durch das Quadrat der Körpergröße in m.
Beispiel: Ein 83 kg schwerer Mensch hat bei 1,83 m Körpergröße einen BMI von 24,7 also Normalgewicht.
83 kg : (1,83 m x 1,83 m) = 24,7 kg/m$^2$

Übergewicht trägt in vielfacher Weise zur Erkrankung vor allem des Herz-Kreislauf-Systems bei:

- Die Arteriosklerose, Hauptursache für den Herzinfarkt, ist bei 50 Prozent aller Übergewichtigen nachweisbar.
- Der Blutdruck steigt proportional zum Körpergewicht. Sehr viele Übergewichtige haben Bluthochdruck.
- Bei Fettleibigkeit ist das Risiko verdoppelt, einen Schlaganfall zu erleiden.

- Durchblutungsstörungen der Herzkranzgefäße sind bei etwa 30 Prozent aller Fettleibigen vorhanden.
- Vier von fünf Zuckerkranken haben zu viel Gewicht.
- Gicht als Folge eines erhöhten Harnsäurespiegels tritt bei Übergewichtigen dreimal häufiger auf.
- Leber- und Gallenleiden sind wesentlich häufiger bei Menschen mit erhöhtem Gewicht festzustellen.

Um ein Übergewicht zu verhindern oder abzubauen, gibt es vor allem zwei erfolgversprechende Gegenmaßnahmen:

**Gegenmaßnahme 1: Weniger und vernünftiger essen.**
Es ist sinnvoll, dass man nur so viel isst, wie der Körper auch tatsächlich verbraucht. Es leuchtet sein, dass ein Mensch in Ruhe wesentlich weniger Kalorien benötigt als ein körperlich aktiver Mensch.
Ein Beispiel: Ein Mann mit 70 kg Gewicht setzt in 12 Stunden im Ruhezustand ungefähr 1700 Kilokalorien (kcal) um (1 kcal = 4,186 Kilojoule), bei leichter körperlicher Betätigung 2300-2500 und bei schwerer körperlicher Arbeit 3000-4000 kcal. Wenn Sie also zunehmen, dann essen Sie mehr, als Sie verbrauchen.

**Gegenmaßnahme 2: Regelmäßige Bewegung, vor allem Ausdauerbewegung.**
Regelmäßige Bewegung fördert gezielt das Abnehmen. Denn durch ein ausgiebiges und regelmäßiges Bewegungstraining werden mehr Kalorien verbrannt und dadurch Pfunde abgebaut. Allerdings kommt es dabei auf die Bewegung oder Sportart an. Weniger die Kraftsportarten, wie Gewichtheben oder Ringen sind es, die das Fett abbauen, sondern die Ausdauersportarten wie Jogging, Walking, Schwimmen, Skilanglauf, Radfahren, Paddeln, Wandern – gekoppelt mit Muskeltraining. Denn auch mit Muskeltraining wird Gewicht abgebaut.
Wer sich regelmäßig bewegt, bekommt ein besseres Körpergefühl, hat mehr Interesse am Abnehmen und Schlanksein und verändert häufig auch seine Essgewohnheiten.

Zum Abnehmen durch Sport gehören deshalb immer diese beiden sich sinnvoll ergänzenden Maßnahmen: Weniger und vernünftiger essen plus regelmäßiges Ausdauertraining.

Neuere Forschungen zeigen, dass das Abnehmen auch durch sogenanntes Intervallfasten gefördert werden kann, wobei die zeitlich begrenzte Nahrungsaufnahme im Vordergrund steht. Es

bedeutet, dass innerhalb eines 24-Stunden-Zyklus eine Nahrungsaufnahme nur in einem Zeitrahmen von sechs bis zwölf Stunden erlaubt ist. Bestimmte Getränke wie Wasser, Früchte-Tee oder schwarzer Tee sind erlaubt, nicht jedoch Fruchtsäfte, Bier, Wein oder andere Alkoholika. Je länger die tägliche Fastenphase dauert, desto größer ist der Nutzen.
Bespiel: Wer etwa um 8 Uhr morgens frühstückt, sollte spätestens abends nach 20 Uhr, besser nach 18 Uhr, nichts mehr essen oder unerlaubte Getränke zu sich nehmen. Je länger die tägliche Fastenphase im 24-Stunden-Zyklus dauert, desto rascher wird Übergewicht abgebaut. Der Körper hat dann weniger Zuckervorräte und holt sich seine Energie aus den Fettreserven. Wenn man etwa 12 Stunden lang, also von 20 Uhr abends bis 8 Uhr morgens, keine Kalorien aufnimmt, greift der Körper auf bestimmte Moleküle („Ketonkörper") zurück, die in der Leber aus Fettsäuren umgewandelt werden. Ketonkörper sind Brennstoffe und Botenstoffe, die auch die Arbeit vieler Moleküle und Proteine steuern und damit das Altern positiv beeinflussen.

In vielen Studien wurde nachgewiesen, dass Frauen und Männer, die ihre Ernährungsgewohnheiten umstellten und nur in einem 10-Stunden-Zeitfenster Kalorien aufnahmen, aber in den restlichen 14 Stunden fasteten, erhebliche Fortschritte machten.

**Bereits nach 12 Wochen ergaben sich viele positive Ergebnisse:**

- Abbau des Übergewichts
- Senkung der erhöhten Cholesterinwerte
- Senkung des Bluthochdrucks
- Verbesserung des Zuckerstoffwechsels.

Oft wird gesagt, durch Bewegung bzw. Gesundheitssport kann man nicht abnehmen. Wie ein zusätzliches Ausdauertraining wirkt, soll ein kleines Rechenbeispiel zeigen:
1 kg Fett des Menschen enthält die Energie von etwa 7000 Kilokalorien (1 Kilokalorie, abgekürzt kcal = 4,186 Joule), so dass also 10 kg Gewicht bzw. Fett zu viel bedeuten, dass 70.000 kcal zu viel verzehrt wurden, die wieder verbraucht werden müssen. Auf diese 70.000 kcal kommt man schon, wenn man ein Jahr lang jeden Tag etwa 200 kcal (enthalten in einem Stück Kuchen) zu viel isst, ohne zusätzlich etwas zu tun. Mit Sofortwirkung kann man diese 10 kg durch Sport nicht abbauen, denn dann müsste man 10 Tage lang täglich 8 Stunden joggen oder 10 Stunden schwimmen, um pro Tag 1 kg Fett abzubauen.

Sinnvoll und realistisch ist es aber, wenn man bei seinem Gesundheitssport dreimal in der Woche etwa 300 kcal (½ Stunde flottes Gehen) oder 340 Kalorien (½ Stunde Schwimmen) umsetzt, dann werden in zwei Monaten beim Gehen etwa 7200 Kilokalorien und beim Schwimmen etwa 8160 Kilokalorien verbrannt, was gut 1 kg Depotfett entspricht. Um 10 kg abzutrainieren, bräuchte man demnach 20 Monate, wobei noch vorausgesetzt werden muss, dass die Ernährung in dieser Zeit bedarfsgerecht ist.

Wer aber ein wenig schneller und wirkungsvoller abnehmen will, sollte ***dreigleisig*** fahren: in Intervallen fasten, etwas weniger essen sowie regelmäßig Sport treiben. Auch hierzu ein Beispiel: Mit täglich 200 kcal weniger Nahrungsaufnahme und dreimaligem wöchentlichen Bewegungstraining à 300 kcal Energieverbrauch kommt man auf eine monatliche Ersparnis von 9600 kcal bzw. eine Gewichtsabnahme von 1,4 kg. In einem Jahr wären das immerhin stolze 16,8 kg Körpergewicht weniger.

**Meine Empfehlung:**

- Wenn Sie Ihr Gewicht halten wollen, dürfen Sie nicht mehr Kilokalorien zu sich nehmen als Sie verbrauchen – oder Sie müssen regelmäßig einen Ausdauersport ausüben. Wenn Sie ab und zu etwas schlemmen wollen, ohne dass es gleich auf die Figur schlägt, dann sollten Sie Ihren Energiehaushalt durch Fasten-Phasen sowie ein regelmäßiges Gesundheitssporttraining entsprechend regulieren.
- Wenn Sie aber noch schneller und wirkungsvoller abnehmen wollen, können Sie dreigleisig fahren:
- Intervallfasten
- Weniger essen
- Sich regelmäßig bewegen

# Praxisteil: Bewegungsprogramme

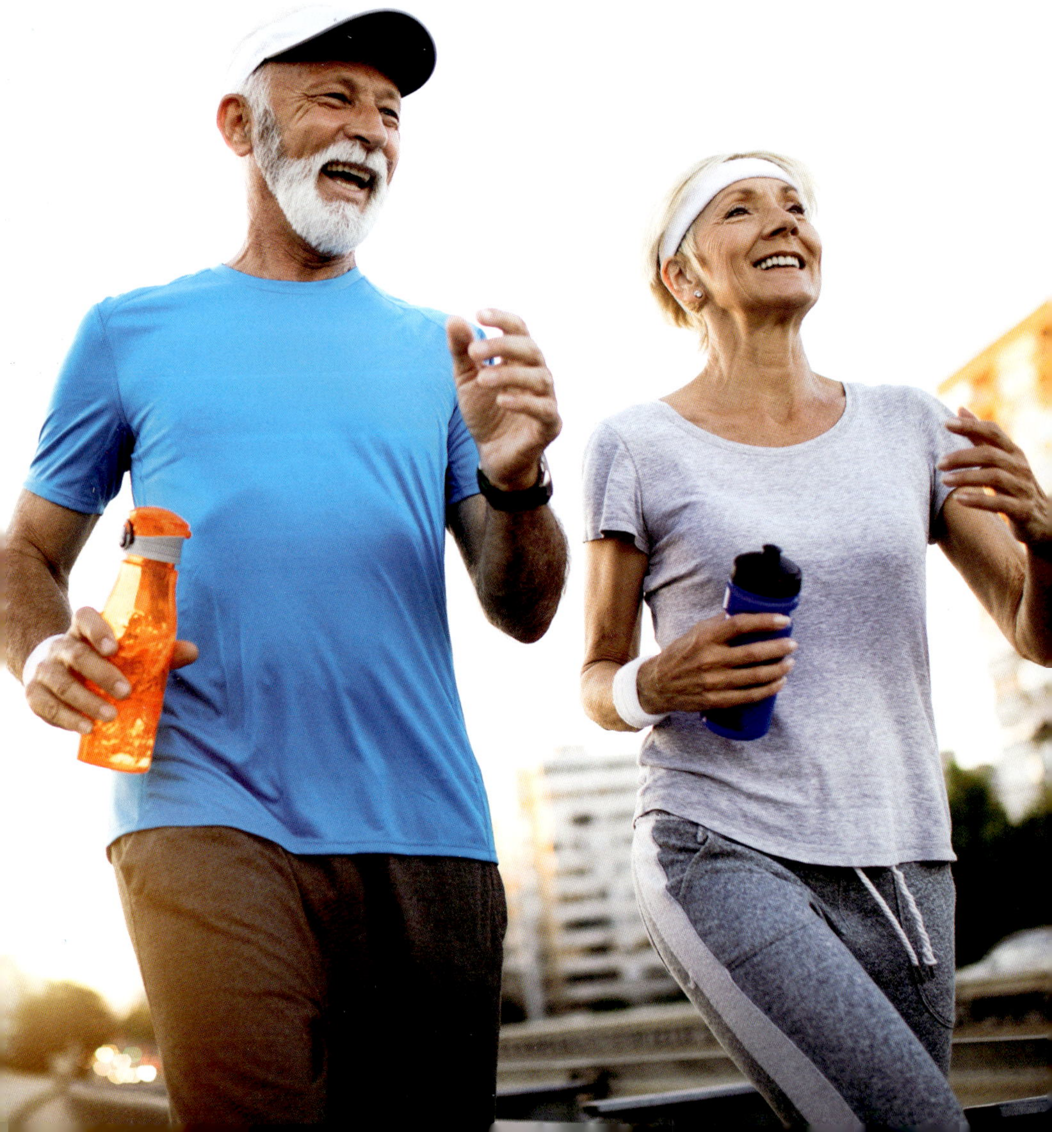

# Programme in der Übersicht

### Ausdauerbewegungen
- Gehen und Walking
- Jogging
- Gemischtes Bewegungstraining ab 50
- Schwimmen
- Radfahren

### Weitere Sportarten
- Stretching-Grundprogramm
- Krafttraining-Grundprogramm
- Heimtraining mit Geräten

# Gehen und Walking

Gehen kann nahezu jeder. Gehen ist ein idealer Sport für die gesamte Lebensspanne, denn alle im Alter von 8-80 – außer Behinderten oder chronisch Kranken – können mitmachen. Selbst in höherem Alter, wenn manche Sportarten wegen einer Verletzungs- oder Sturzgefahr nicht mehr in Frage kommen, können wir immer noch gehen. Allerdings sollte das Gehen in intensiver oder sportlicher Form erfolgen, denn nur dann ergeben sich die positiven gesundheitlichen Wirkungen eines Ausdauertrainings.

Die Belastungsintensität stimmt man am besten auf den zeitlichen Umfang des Gehens ab. Dauert Ihr Gehtraining (Walking) etwa 20-30 Minuten, dann sollten Sie Ihre Pulsfrequenz möglichst während dieser gesamten Zeit erreichen. Bei einer Ein- oder Zwei-Stunden-Wanderung hingegen kann die Belastungsintensität bzw. das Tempo zwischendurch immer ein wenig abfallen. Entscheidend ist, ob Sie sich in Intervallen oder in der Form eines Dauertrainings belasten.

Im nachfolgenden Programm ist eine Mischung beider Trainingsformen vorgesehen: Normales Gehen mit einem Tempo von etwa 5 Stundenkilometern wechselt jeweils mit sportlichen Walking-Intervallen ab, in denen Ihr Puls die für Sie angemessene Trainingspulsfrequenz erreichen sollte. Dabei brauchen Sie sich nicht sklavisch an die vorgegebenen Zeitgrenzen zu hatten, wichtig ist nur, dass Sie öfter zwischendurch auch sportlich wandern. So machen das Gehen/Walking/Nordic Walking und das Wandern Spaß und trainieren gleichzeitig effektiv die Gesundheit.

**Programm für Anfänger**

| | |
|---|---|
| *Dauer:* | 8 Wochen. |
| *Häufigkeit:* | Mindestens zweimal wöchentlich Walking mit oder ohne Stöcke<br>Das „Programm" bezieht sich nur auf das intensive Gehen bzw. Walking während der Woche. |
| *Geh-bzw. Wanderstrecke:* | Ebene mit leichten Steigungen.<br>Zusätzlich nach Möglichkeit eine größere Wanderung (Halbtags-, Ganztagswanderung) am Wochenende. |
| 1./2. Woche: | 20-30 Minuten Gehen (Normaltempo: 5 km/h)<br>30-40 Minuten Gehen mit unterschiedlichem Tempo. |
| 3./4. Woche: | 10 Minuten intensives Gehen<br>5 Minuten sportliches Walking (Puls 130)<br>10 Minuten intensives Gehen<br>5 Minuten sportliches Walking<br>10 Minuten intensives Gehen |
| 5./6. Woche: | 10 Minuten intensives Gehen<br>8 Minuten sportliches Walking<br>10 Minuten intensives Gehen<br>8 Minuten sportliches Walking<br>10 Minuten intensives Gehen |
| 7./8. Woche: | 10 Minuten intensives Gehen<br>10 Minuten sportliches Walking<br>10 Minuten intensives Gehen<br>10 Minuten sportliches Walking<br>10 Minuten intensives Gehen. |

**Programm für Fortgeschrittene**

*Häufigkeit:* Mindestens zweimal während der Woche intensives Gehen/Walking/ Nordic Walking und gegebenenfalls eine längere Wanderung am Wochenende.

Mindestens 30 Minuten intensives Gehen und sportliches Walking, wobei die Belastungsintensität während der gesamten Zeit den individuellen Trainingspulswert erreicht. Die Belastungsdauer kann je nach individuellem Interesse und Leistungsvermögen auf 45 Minuten oder auch eine Stunde und mehr gesteigert werden.

Bei Wanderungen von mehr als einer Stunde Dauer kann immer wieder, zum Beispiel nach einem hügeligen Abschnitt, eine 5- bis 10-minütige Pause zum gemächlichen Wandern eingelegt werden.

Ein Geh- und Wanderprogramm mit ebenso wirksamen Ausdauereffekten besteht auch darin, dass Sie im Intervallprinzip wandern, wobei Sie zum Beispiel auf einer Wanderung von 3-4 Stunden Dauer mehrere Belastungsintervalle à fünf Minuten mit Ihrer „Trainingspulsfrequenz" einlegen sollten.

**Mit den verschiedenen Walking-Programmen können Anfänger und Fortgeschrittene ihre Ausdauer trainieren.**

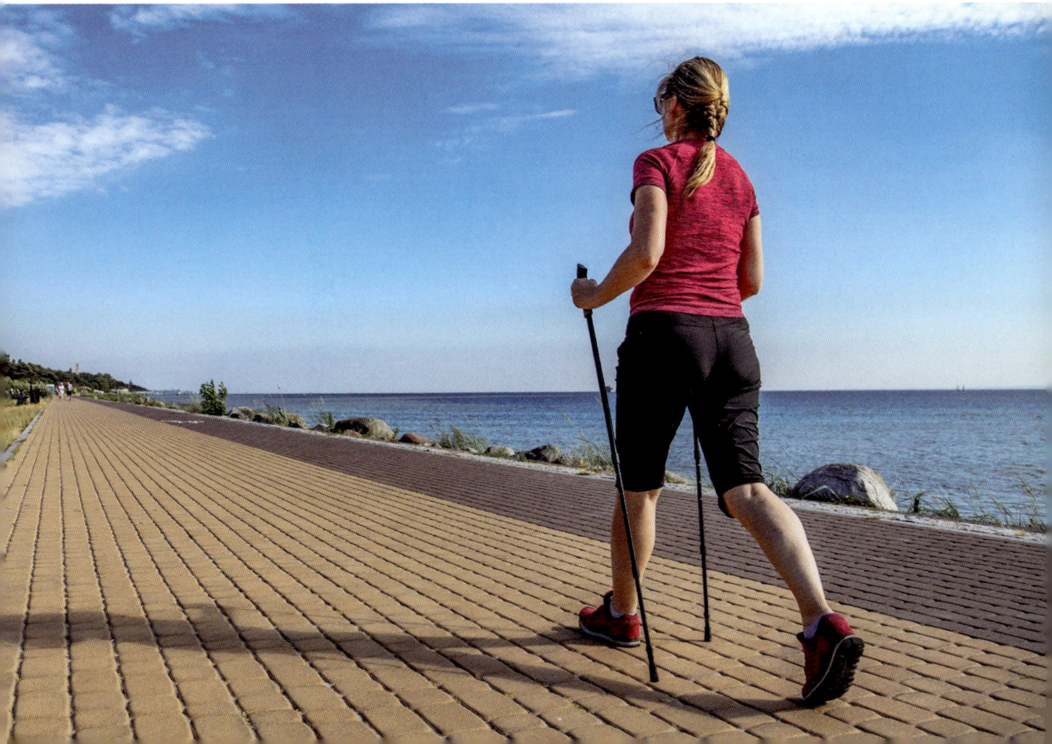

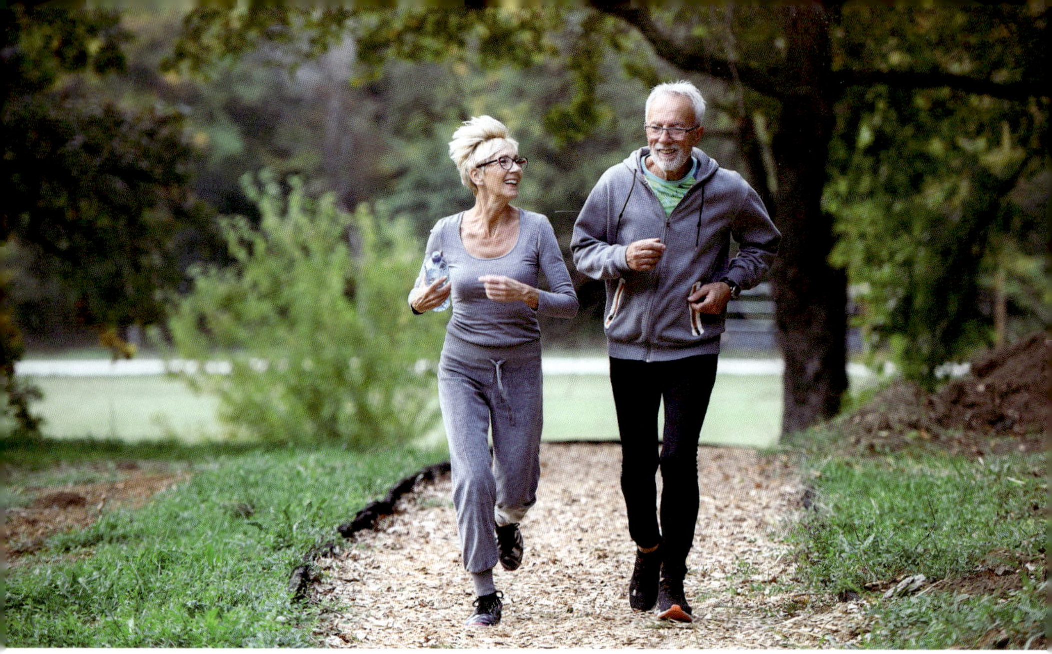

Laufen ist alles andere als langweilig, und danach fühlt man sich ausgeglichen und entspannt.

# Jogging

Vielleicht werden Sie sagen: „Laufen? – Das ist doch langweilig." Wenn Sie so denken, dann fragen Sie einmal eine Läuferin oder einen Läufer. Die Antwort wird sein, dass das Laufen großen Spaß macht, dass man sich danach ausgeglichen, entspannt, pudelwohl und keineswegs schlapp fühlt. Wenn Sie trotzdem skeptisch bleiben, sollten Sie es einfach einmal ausprobieren. Ich bin sicher, dass Sie es „danach" weder langweilig finden noch je wieder missen wollen.
Ich muss gestehen, dass ich ein Jogging-Fan bin. Ich habe seit meinem 30. Lebensjahr gejoggt, mehrmals während der Woche und am Wochenende, meist 1-2 Stunden, jahraus, jahrein, bei fast jedem Wetter, unterwegs und auf Reisen und wurde mit der Zeit so Jogging-süchtig, dass ich mit 60 kaum mehr aufhören konnte, um auf eine andere Ausdauerbewegung umzusteigen.

Am Anfang steht wie bei jedem gezielten Ausdauertraining eine etwa 12 Wochen dauernde Aufbauphase, der dann das beständige Dauertraining folgt. Die Aufbauphase ist vor allem für Gesundheitssportler, die sich jahrelang nicht mehr sportlich bewegt haben, außerordentlich bedeutsam. Der Körper muss in dieser Phase der

Anpassung und des Aufbaus allmählich an längere Belastungen herangeführt werden. Andernfalls kommt es sehr schnell zu Überlastungserscheinungen des Herz-Kreislauf-Systems, aber auch der Gelenke, Sehnen und Bänder, was zur Folge hat, dass Sie wieder aufhören. Und gerade das sollten Sie nicht.
Wo Sie joggen – auf dem Sportplatz, auf Wegen und Wiesen, im Wald oder am Strand –, ist gar nicht so entscheidend, es sollte nur kein zu harter Untergrund (Teerstraße) sein, und Sie sollten auf keinen Fall an den Laufschuhen sparen, weil die Muskeln, Sehnen, Bänder und Knochen beim Laufen einigen Zusatzbelastungen ausgesetzt sind.

Wie Sie laufen – allein, zu zweit, in einer Nachbarschaftsgruppe oder in einem Lauftreff Ihres Vereins –, ist ebenfalls nebensächlich, Hauptsache, Sie fühlen sich dabei wohl, und es macht Ihnen Spaß.

**Programm für Anfänger**

*Dauer:* 8 Wochen.

| | |
|---|---|
| *Häufigkeit:* | Mindestens 2- bis 3-mal wöchentlich. |
| 1./2. Woche: | 20-30 Minuten zügiges Gehen, wobei 2 bis 3 Phasen von 3 Minuten mit erhöhtem Tempo eingeschaltet werden. (Pulszahl: 180 minus Lebensalter) |
| 3./4. Woche: | 20-30 Minuten zügiges Gehen und Laufen im Wechsel, 2-mal 5 Minuten Laufen, Gehpausen von 3 Minuten vorher, dazwischen und nachher. |
| 4./5. Woche: | 30-40 Minuten zügiges Gehen und Laufen im Wechsel, 3-mal 5 Minuten Laufen, Gehpausen von 3 Minuten vorher, dazwischen und nachher. |
| 5./.6. Woche: | 30-40 Minuten zügiges Gehen und Laufen im Wechsel, 3 mal 7 Minuten Laufen, Gehpausen von 3 Minuten vorher, dazwischen und nachher. |
| 7./8. Woche: | 40-50 Minuten zügiges Gehen und Laufen im Wechsel, 2-mal 10 Minuten Laufen, Gehpausen von 3 Minuten vorher, dazwischen und nachher. |

**Programm für Fortgeschrittene**

*Häufigkeit:* Mindestens 2- bis 3-mal wöchentlich.

Dauerlauf von 30 Minuten, wobei sich die Belastungsdauer je nach individuellem Interesse und Leistungsvermögen mit der Zeit auf 40 oder mehr Minuten erhöhen kann und in eine Phase der Stabilisierung einmünden sollte, die beibehalten wird.

Mit dem Eintritt in das Fortgeschrittenenprogramm und einer dauerhaften Durchführung haben Untrainierte ihr Ziel erreicht. Wie Sie Ihr Trainingsprogramm gestalten, ob Sie 4- oder 5-mal in der Woche laufen, 30 oder 40 Minuten oder 1 Stunde lang, wird von vielen Dingen abhängen, vom Spaß, den Lauffortschritten, den Möglichkeiten der praktischen Realisierung, von Freunden beim Mitlaufen und der Steigerung Ihres Wohlbefindens.

**Sowohl das Aufbauprogramm wie auch das Dauerprogramm sind jeweils in drei Abschnitte unterteilt:**

**Aufwärmen:** Dauer etwa 5 Minuten; Ziel: Einstellung des Körpers auf die nachfolgende Belastung.
Inhalt: Übungen im Stand zur Dehnung und Lockerung der Muskulatur, z. B. Rumpfkreisen, Arme und Schultern ausschütteln, Beine ausschütteln, Hüftkreisen, federndes Schwingen aus dem Streckstand, lockeres Gehen mit Armkreisen; Dauer jeweils etwa 30-45 Sekunden.

**Lauftraining:** Dauer 20-40 Minuten; Ziel: Verbesserung des Herz-Kreislauf-Systems und des Stoffwechsels.

**Meine Empfehlung, aus 40-jähriger Erfahrung mit Jogging als Gesundheitssport:**

- Joggen Sie mindestens 2-mal in der Woche; besser 3-mal, also jeden 2. Tag.
- Wählen Sie die Jogging-Strecke so, dass sie nicht zu anstrengend ist und Spaß macht.
- „Laufen ohne zu Schnaufen". Sie sollten sich beim Jogging noch unterhalten können. Ihre Pulsfrequenz erreicht dabei einen Wert, der etwa 180 minus Ihr Lebensalter entspricht.
- Laufen Sie jeweils zwischen 20 und 45 Minuten.

**Trainingsabschluss:** Dauer etwa 5 Minuten; Ziel: Ausklang, Beruhigung der Körperfunktionen. Inhalt: lockeres Gehen und Dehnungsübungen.

## Gemischtes Bewegungstraining ab 50

Wenn die alljährliche Jogging-Saison beginnt, strömen viele nach der Winterperiode wieder ins Freie, um Pfunde loszuwerden und die Gesundheit durch Jogging und Walking wieder auf Vordermann zu bringen. Dabei wissen viele Freizeitsportler oft nicht, dass sie sich längerfristig oft mehr Schaden zufügen, als dass sie ihre Gesundheit fördern.

Die meisten Jogger, die jahrelang mehrmals pro Woche eine Stunde und mehr joggen, muten ihren Gelenken viel zu hohe Belastungen zu und ruinieren sich auf Dauer und unwiderruflich ihre Gelenkknorpel. Das aber führt mit 50 oder 60 zu schmerzhaften Arthrose-Erkrankungen.

Während beim normalen Gehen immer ein Bein Bodenkontakt hat, so dass unsere Gelenke nur das einfache Körpergewicht tragen müssen, werden beim Jogging durch das Aufsetzen aus der Luft bei jedem Laufschritt alle wichtigen Körpergelenke, also Fuß-, Knie- Hüft- und Wirbelgelenke bis hin zur Halswirbelsäule mit dem 2 1/2-fachen Körpergewicht belastet. Für einen 80 kg schweren Jogger bedeutet dies, dass er seinen Gelenken bei jedem Aufsetzen eines Fußes jeweils ein Gewicht bis zu 200 kg zumutet! Dafür aber ist unser Körper in der Regel nicht gebaut.

Natürlich gibt es Menschen mit „eisernen" Gelenken, die ohne Probleme bis ins hohe Alter joggen können. Vor allem, wenn diese Personen noch dazu leichtgewichtig sind und im Kindes- und Jugendalter keine gelenkstrapazierenden Sportarten etwa Sportspiele, vor allem Fußball, betrieben haben. Wer aber nicht zu diesen Ausnahmen gehört, und das sind sicherlich die meisten Jogger, wird nach langjährigem Jogging von mehreren Stunden pro Woche spätestens mit 60 erhebliche Probleme und Schmerzen wegen seiner abgenutzten Fuß-, Knie-, Hüft- oder Wirbelsäule-Gelenken haben.

Es ist deshalb auch bedauerlich, dass die Ärzte und hier vor allem die Orthopäden, öffentlich viel zu wenig auf diese Problematik aufmerksam machen und die Jogger vor zu umfangreichen und zu hohen Belastungen warnen. Wer das Jogging nicht dosiert oder sich nicht beizeiten auf andere Sportarten umstellt, fügt sich längerfristig durch Gelenkverschleiß schmerzhafte und irreparable Schäden zu. Das zur Förderung der Gesundheit ausgeübte Jogging hat sich dann ins Gegenteil verkehrt. Zwar ist regelmäßiges Jogging ein hervorragendes Mittel, um das Herz-Kreislauf-System zu kräftigen und einem Herzinfarkt vorzubeugen. Aber wenn ich mir dabei gleichzeitig einen anderen gesundheitlichen Schaden zufüge, sollte ich überlegen, wie ich mir einerseits die exzellenten Herz-Kreislauf-Wirkungen des Joggings als Ausdauertraining erhalte, aber andererseits keine neuen Probleme im Gelenkbereich einhandle.

Das von mir entwickelte Konzept eines moderaten und sich mit dem Alter verändernden Bewegungstrainings erhält die Freude des Läufers in allen Altersstufen, vermeidet aber gleichzeitig Arthrose-Schäden:

**Gemischtes Bewegungstraining**
**für Jogger und Walker / Nordic Walker**

| | |
|---|---|
| Bis 60: | Nur Jogging erlaubt, wenn keine Gelenkprobleme vorliegen |
| 60 - 70: | Jogging – Nordic / Walking mixed (2:1) |
| 70 - 75: | Nordic / Walking - Jogging mixed (2:1) |
| 75 - 80: | Nordic / Walking – Gehen (2:1) |
| Ab 80 Jahren: | Nur Gehen |

Beispiel für das Alter von 60-70: Bei einer 6-km-Strecke wird 2/3 (= 4 km) gejoggt und 1/3 (2 km) gewalkt. Die Mischung kann dabei durchaus nach Gelände und Gefühl erfolgen, also beispielsweise zuerst 2 km Jogging, dann 2 km Nordic / Walking, dann wieder 2 km Jogging.
Dabei sollte immer mit Aufwärmübungen begonnen werden, damit die Muskeln vorgedehnt werden und sich der Körper auf die nachfolgenden Belastungen einstellen kann. Am Ende sollten Sie einige Dehnübungen zur Lockerung der Muskulatur durchführen.

# Schwimmen

Schwimmen ist eine der gesündesten Sportarten überhaupt. Es ist ein herrlicher Ausgleichssport und eignet sich besonders bei orthopädischen Fehlhaltungen und Haltungsschäden und stärkt – wenn es als Ausdauerbewegung betrieben wird – in hervorragender Weise die Atmungsfunktionen sowie das Herz-Kreislauf-System. Den Wert des Schwimmens hatten schon die alten Griechen erkannt. Für Ungebildete hatten sie das Sprichwort parat: „Er kann weder lesen noch schwimmen."

- Schwimmen härtet ab und stärkt uns gegen Erkältungskrankheiten. Aufgrund der höheren Wärmeleitfähigkeit des Wassers gibt der Körper vermehrt Wärme ab, dadurch wird die Wärmeregulation angeregt, die heute oft wegen überhitzter Räume oder durch Klimaanlagen gestört ist.

- Intensives Schwimmen ist ein gutes Mittel gegen Übergewicht. Der erhöhte Energieverbrauch führt zu einer Steigerung der Stoffwechselprozesse, wobei sich Muskelarbeit und Wärmeentzug summieren.

**Schwimmen eignet sich besonders bei orthopädischen Fehlhaltungen und Haltungsschäden, stärkt die Atmung und das Herz-Kreislauf-System.**

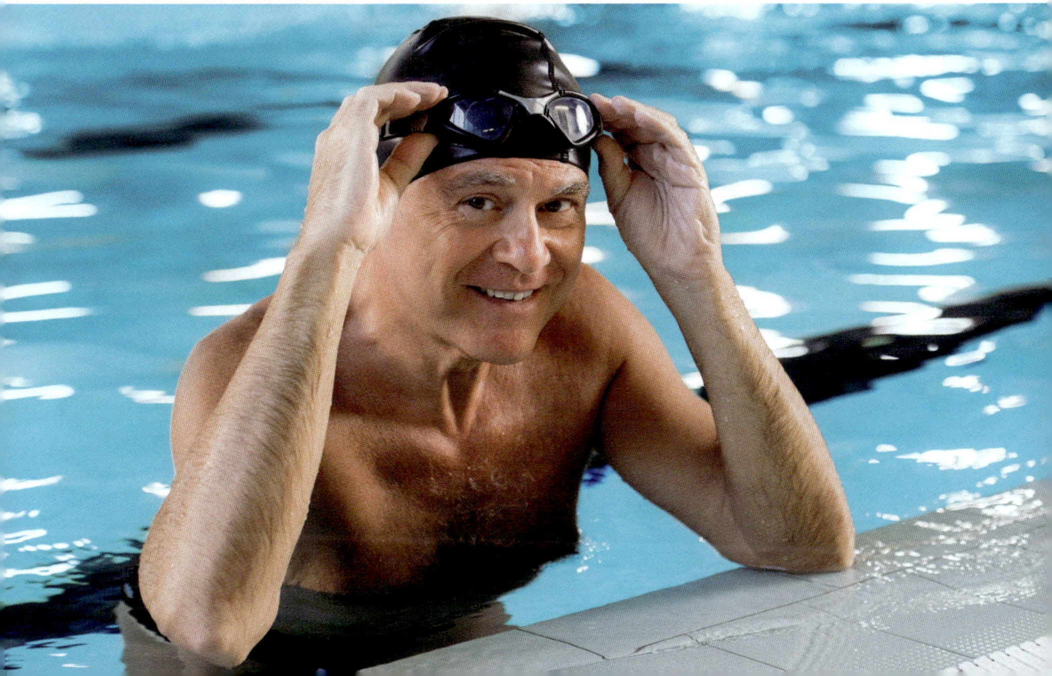

- Schwimmen hält nicht nur medizinisch-biologisch gesund und fit. Es entspannt, schafft einen herrlichen Ausgleich zum Alltag und erhöht unser seelisches Wohlbefinden. Schwimmen ist deshalb auch ein ideales Anti-Stress-Training.

- Schwimmen ist eine optimale Gesundheitssportart bei Fehlhaltungen, bei Gelenkproblemen, nach Zerrungen und Muskelschmerzen. Achten Sie bei orthopädischen Fehlhaltungen auf den richtigen Schwimmstil. Wenn Sie Probleme mit der Wirbelsäule oder mit den Kniegelenken haben, ist Brustschwimmen nicht zu empfehlen, besser eignen sich Rückenschwimmen oder Brustkraul. Wenn Sie aber beim Brustschwimmen bleiben, ragt der Kopf am besten nicht zu weit aus dem Wasser heraus, damit Sie Ihre Halswirbelsäule nicht überstrecken und im Kreuz zu stark durchhängen.

**Meine Empfehlung aufgrund meiner stetig anwachsenden Schwimmbegeisterung bis ins hohe Alter:**

- Wenn Sie im Schwimmbad oder in einem See nicht nur planschen oder monoton Ihre Runden drehen wollen, bringt es mehr Abwechselung, das Schwimmen – anders als das Walking, Jogging oder Radfahren – nicht als Dauermethode, sondern in Intervallform ausüben. Zumindest in der Anfangsphase. Traktieren Sie sich innerhalb der ersten 10 Wochen Ihres Schwimmtrainings also noch nicht mit 30- oder mehrminütigem Dauerschwimmen.
- Der Grund liegt in zwei Besonderheiten des Schwimmens gegenüber anderen Sportarten: Zum einen kann längeres ununterbrochenes Bahnen-Schwimmen schnell eintönig und ermüdend werden, insbesondere wenn man noch sehr wenig Routine im Wasser hat. Zum anderen braucht der Schwimmer unverhältnismäßig viel Energie, um eine bestimmte Strecke im Wasser zu bewältigen, wenn die Schwimmtechnik noch nicht 100-prozentig sitzt. Wer die eigenen Kräfte überfordert, verliert oft schon früh die Freude am Schwimmen.
- Als Schwimmstil für Anfänger eignet sich in erster Linie das Brustschwimmen. Ein Wechsel zum Rückenschwimmen mit Brustschwimmbewegungen oder in der Form des Rückenkrauls kann das sinnvoll ergänzen.

Die für die Anfangsphase des Schwimm-Ausdauerprogramms vorgeschlagene Intervall-Methode sieht folgendermaßen aus: Es wechseln systematisch Belastung und Pause ab. Ein Beispiel: Sie schwimmen 25 Meter und machen dann eine Pause von einer Minute, schwimmen dann wieder 25 Meter mit einer Pause und das mehrere Male entsprechend Ihrem Trainingsstand. So macht das Training auch dem Anfänger Spaß und führt gleichzeitig zu der gewünschten Leistung.

**Programm für Anfänger**

*Dauer:* 8 Wochen.
*Häufigkeit:* Mindestens 2- bis 3-mal wöchentlich.
*Schwimmstil:* Brustschwimmen im Wechsel mit Kraul- oder Rückenschwimmen.

1./2. Woche: 5-mal 25 m Teilstrecke in Intervallform mit je einer Minute Pause, plus 10 Min. Dauerschwimmen
3./4. Woche: 5-mal 25 m in Intervallform mit je einer Minute Pause, plus 15 Min. Dauerschwimmen.
5./6. Woche: 10-mal 25 m in Intervallform mit je einer Minute Pause, plus 20 Min. Dauerschwimmen.
7./8. Woche: 10-mal 25 m in Intervallform mit je einer Minute Pause, plus 25 Min. Dauerschwimmen.

**Programm für Fortgeschrittene**

*Häufigkeit:* Mindestens 2-bis 3mal wöchentlich.
*Schwimmstil:* Brustschwimmen im Wechsel mit Rückenschwimmen.

10 Teilstrecken à 50 m in Intervallform mit dem Verhältnis von Belastung und Pause 3:1.
Aktive Pausen von 3 Minuten mit lockerem Rückenschwimmen.
15 Minuten und mehr Dauerschwimmen

# Radfahren

Radfahren bringt unser Herz-Kreislauf-System in Schwung, ist eine herrliche Familiensportart und eignet sich in besonderem Maße für Ausflüge in die freie Natur.
Radfahren ist vor allem für Übergewichtige zu empfehlen, denn der Sattel trägt das Körpergewicht. Das entlastet Herz und Kreislauf, und die Trainingswirkungen durch die Muskelbewegung kommen voll zur Geltung.

Wenn Sie Probleme mit den Fuß-, Knie- oder Hüftgelenken haben, kann das Fahrradfahren die Gelenke entlasten, während die kräftigen Tretbewegungen den Sehnen, Bändern und Muskeln des Gelenkapparats äußerst guttun.

Fahrradfahren eignet sich auch hervorragend als Gemeinschaftssport. Am Feierabend, Wochenende oder im Urlaub kann man zu zweit, zu dritt oder in einer Gruppe mit Spaß und Unterhaltung die Gegend erradeln. In Form des Radwanderns ist das Fahrradfahren auch ein echter Familiensport.

Radfahren ist auch ein guter Schlankmacher. Wenn Sie etwa bei einem Körpergewicht von 70 kg auf ebener Strecke mit einer Durchschnittsgeschwindigkeit von 20 km pro Stunde fahren, verbrauchen Sie immerhin 570 Kilokalorien pro Stunde. Und je schneller Sie in die Pedale treten, desto mehr nehmen Sie ab.

Das Anfängerprogramm ist so konzipiert, dass jeweils in den „Radtour-Tempo"-Phasen gute Möglichkeiten zur Pulsfrequenzmessung bestehen. Wenn Sie das Anfängerprogramm so absolviert haben, haben Sie am Ende auch ein gutes Gefühl für die Ihnen angemessene Belastung. Eine gelegentliche Pulskontroll-Messung während Ihres Trainings wird Ihnen das bestätigen.

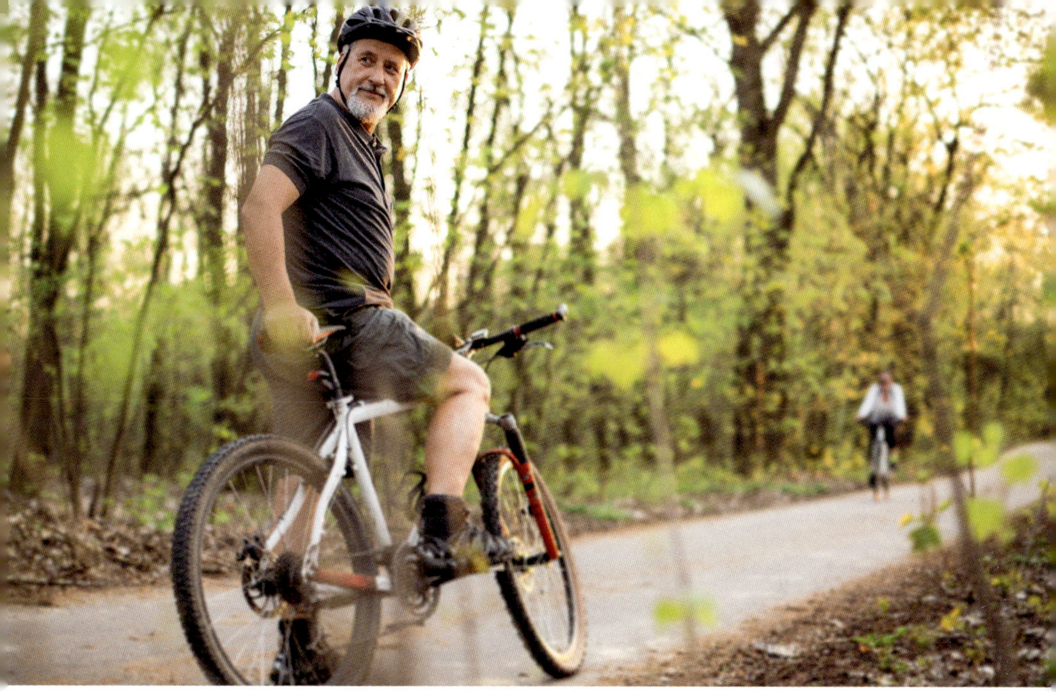

Ob mit Mountainbike oder normalem Fahrrad: Radfahren macht Spaß und hilft, fit zu werden.

### Programm für Anfänger

| | |
|---|---|
| *Dauer:* | 8 Wochen. |
| *Häufigkeit:* | Mindestens 2- bis 3-mal wöchentlich. |
| *Fahrtroute:* | Möglichst ebene Strecke. |

| | |
|---|---|
| 1./2. Woche: | 30 Minuten mit einem Tempo wie bei einer längeren Radtour („Radtourtempo") wobei 2-3 Phasen à 5 Minuten mit etwas erhöhtem Tempo („Trainingstempo" bzw. „Puls 130") eingeschaltet werden. |
| 3./4. Woche: | Radtourtempo und Trainingstempo im Wechsel: 10 Minuten Radtourtempo, 5 Minuten Trainingstempo, 10 Minuten Radtourtempo, 5 Minuten Trainingstempo, 10 Minuten Radtourtempo. |
| 5./6. Woche: | Radtourtempo und Trainingstempo im Wechsel: 10 Minuten Radtourtempo, 8 Minuten Trainingstempo, 10 Minuten Radtourtempo, 8 Minuten Trainingstempo, 10 Minuten Radtourtempo. |
| 7./8. Woche: | Radtourtempo und Trainingstempo im Wechsel: 10 Minuten Radtourtempo, 10 Minuten Trainingstempo, 10 Minuten Radtourtempo, 10 Minuten Trainingstempo, 10 Minuten Radtourtempo. |

### Programm für Fortgeschrittene

*Häufigkeit:* Mindestens 2- bis 3-mal wöchentlich.

Radfahrtraining von 30-40 Minuten, wobei sich die Belastungsdauer je nach individuellem Interesse und Leistungsvermögen auf 50 oder mehr Minuten erhöhen kann und in eine Phase der Stabilisierung einmünden sollte, die dann beibehalten wird.

**Meine Empfehlung:**

- Zum Fortgeschrittenenprogramm, das Sie nach Absolvierung des 2-monatigen Aufbauprogramms am besten in einem zeitlichen Umfang von mindestens 30-40 Minuten durchführen, kommen jeweils 5 Minuten „Einfahren“ zur Erwärmung und 5 Minuten „Ausfahren“ am Ende. Jede Trainingseinheit Ausdauer-Radfahren umfasst also insgesamt etwa 50 Minuten.
- Wenn Sie 30 Minuten im „Trainingstempo“, also mit einer Pulsfrequenz von etwa 130 Schlägen pro Minute, mindestens 2-mal pro Woche absolvieren, erzielen Sie auf Dauer einen recht positiven Effekt für Ihre Gesundheit. Noch besser werden Leistungsfähigkeit und Gesundheitszustand allerdings, wenn man ein 3-maliges Fahrradtraining schafft, also 2-mal während der Woche und zusätzlich noch einmal am Wochenende. Das Wochenendtraining kann man dabei gut in eine längere Radtour einbauen, wobei Sie immer mal wieder kürzere Strecken schneller fahren oder Steigungen, ohne abzusteigen, bewältigen.

# Stretching-Grundprogramm

Stretching gilt unter den verschiedenen gymnastischen Dehnungstechniken heute als optimale Methode, nicht nur im Leistungssport, sondern auch im Gesundheitssport.

- Stretching steigert die Beweglichkeit und Gelenkigkeit am effektivsten.
- Stretching ist die Dehnungsmethode mit der geringsten Verletzungsgefahr.

Allerdings ist die gute alte Gymnastik keineswegs völlig überholt. Die herkömmlichen aktiven Dehnungsübungen mit Federn und Schwingen sowie die passive Dehnungsmethode mit Partnerhilfe o.ä. haben sich jahrzehntelang bewährt und werden sicherlich auch weiterhin praktiziert. Die schwunghaften Dehnungsübungen führen jedoch nicht zu einer so ausgeprägten Dehnungsfähigkeit wie das Stretching und sie dürfen wegen des Verletzungsrisikos nicht zu abrupt und stark ausgeführt werden.
Die Stretching-Methode wurde in den USA begründet und kam Anfang der 1980er-Jahre zu uns. Das Wort Stretching kommt aus

**Beim Dehnen der Muskulatur führt man die Übungen so aus, dass sie nicht wehtun.**

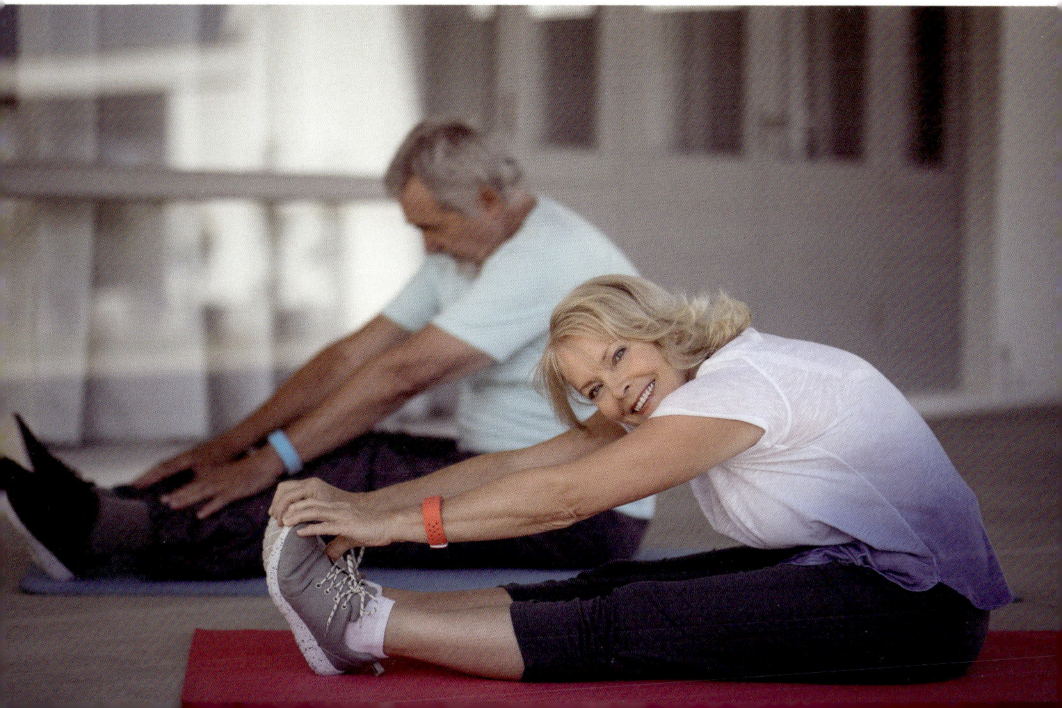

dem Englischen (to stretch = dehnen, strecken) und weist darauf hin, dass es um eine Dehnung und Streckung der Muskeln geht. Bei der Stretching-Methode handelt es sich um das langsame Einnehmen einer Dehnungsposition, die mindestens 10 Sekunden, maximal bis zu 60 Sekunden eingehalten wird.
Medizinisch geht es dabei darum, die Auslösung des Muskeldehnungsreflexes so weit wie möglich zu reduzieren, wodurch sich das Verletzungsrisiko auf ein Minimum verringert. Dabei wird der sogenannte inverse Dehnungsreflex der Sehnenspindeln ausgenutzt. Die Sehnenspindeln messen die Spannung im Übergang zwischen Muskel und Sehne. Überschreitet die Muskeldehnung einen bestimmten Schwellenwert, beendet die Sehnenspindel die interne Muskelanspannung und entspannt so die Muskulatur.
Stretching entspannt und fördert zugleich die Leistung, denn vorgedehnte, gut durchblutete Muskeln können besser und ökonomischer arbeiten. Stretching können Sie in jedem Alter durchführen.

**Damit das Stretching seine volle Wirkung entfaltet, sind zusätzlich folgende Punkte wichtig:**

- Vermeiden Sie jedes Schmerzgefühl. Stretching darf nur leicht ziehen, nicht weh tun. Bei einer Verletzung oder bevor eine Verletzung ausgeheilt ist, kein Stretching durchführen.
- Während der Dehnung tief und ruhig atmen. Keine Pressatmung.
- Sorgen Sie für eine angenehme äußere Umgebung in einem ruhigen Raum und lassen Sie sich bei den Übungen Zeit. Eine Gymnastikmatte oder ein weicher Teppichboden genügt als Unterlage.
- Führen Sie Ihre Stretching-Übungen regelmäßig durch. Am günstigsten ist es, wenn Sie sich jeden Morgen 10 Minuten beweglich machen, um Ihre noch steifen Gelenke wieder in Form zu bringen. Auf jeden Fall sollten Sie sich vor jedem sportlichen Bewegen und auch danach stretchen.

**Mein Expertentipp:**

**Führen Sie die Stretching-Übungen möglichst täglich durch. Auch vor Ihrem gesundheitssportlichen Training sind Stretching-Übungen sinnvoll. Noch wichtiger ist das Stretchen aber nach den sportlichen Übungen.**

## Stretching-Grundprogramm für alle wichtigen Muskelgruppen

*Ziele:* Aufwärmung, Entspannung, Verbesserung der Beweglichkeit

*Durchführung:* Regelmäßig, mindestens 2- bis 3-mal pro Woche sowie vor und nach jedem Bewegungstraining

- Muskel sanft dehnen, bis Sie ein leichtes Ziehen uns Spannungsgefühl spüren.
- In dieser Position bleiben und dabei den Muskel bewusst entspannen. Nach ca. 15-20 Sekunden lässt das Spannungsgefühl nach.
- Nun die Spannung weiter verstärken, bis Sie wieder das ziehende Spannungsgefühl spüren. In dieser Position sollten Sie noch einmal 20 Sekunden verbleiben, wobei Sie versuchen, den Muskel zu entspannen.
- Atmen Sie dabei ruhig und langsam.

### 1. Dehnung der Wadenmuskulatur

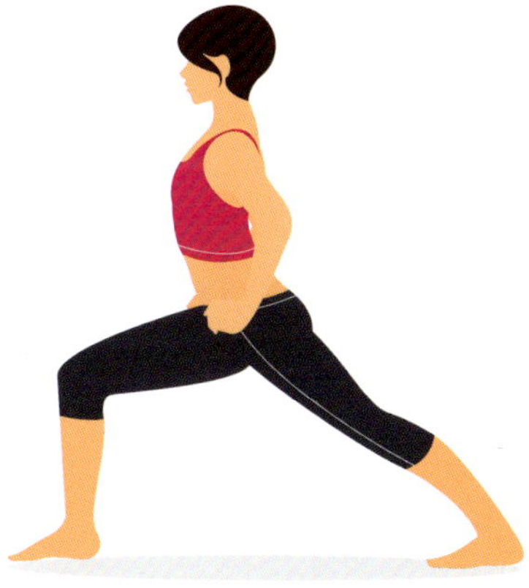

### 2. Dehnung der Oberschenkelstrecker und Hüftbeuger

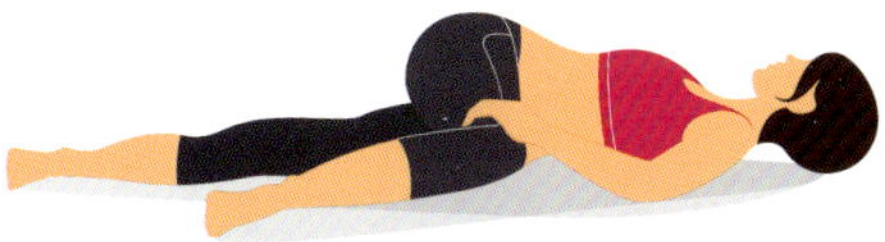

### 3. Dehnung der Oberschenkelbeuge- und Wadenmuskeln

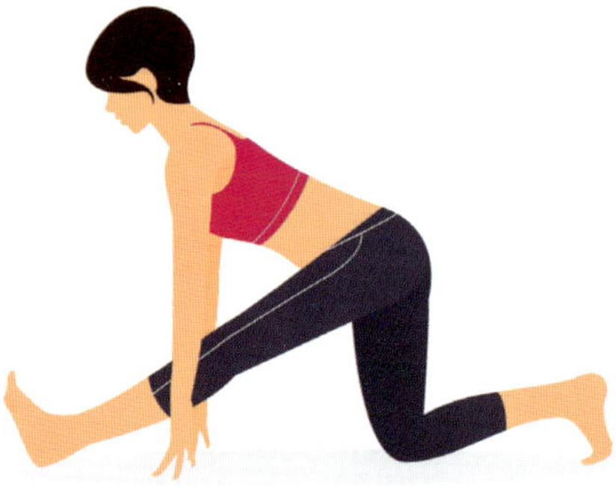

### 4. Dehnung der Gesäßmuskeln, Unterschenkelbeuger und unteren Rückenmuskulatur

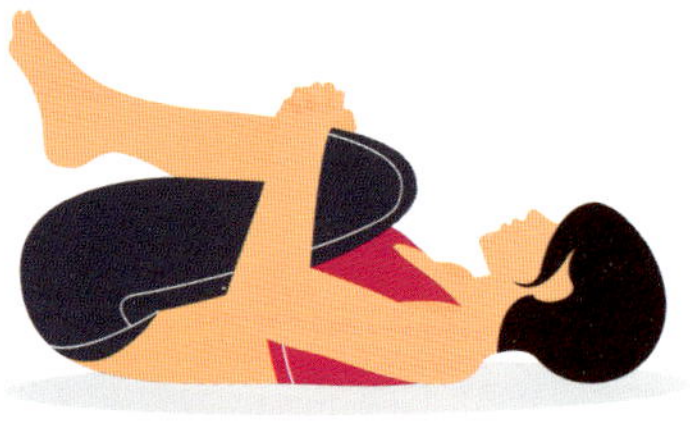

### 5. Dehnung der Muskeln an der Oberschenkelinnenseite (Adduktoren)

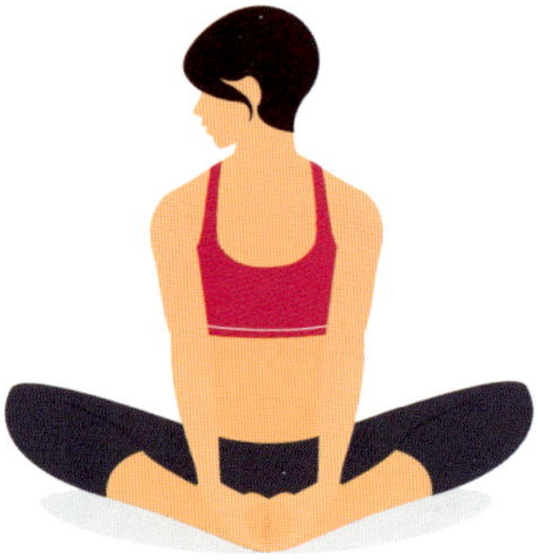

### 6. Dehnung der Nackenmuskeln, langen Rückenstrecker, Gesäßmuskeln und Oberschenkelbeuger

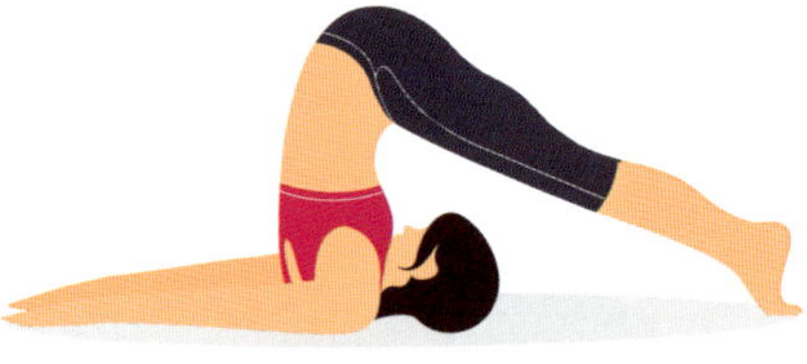

### 7. Dehnung des geraden Bauchmuskels, der Hüftbeuger und Oberschenkelstrecker

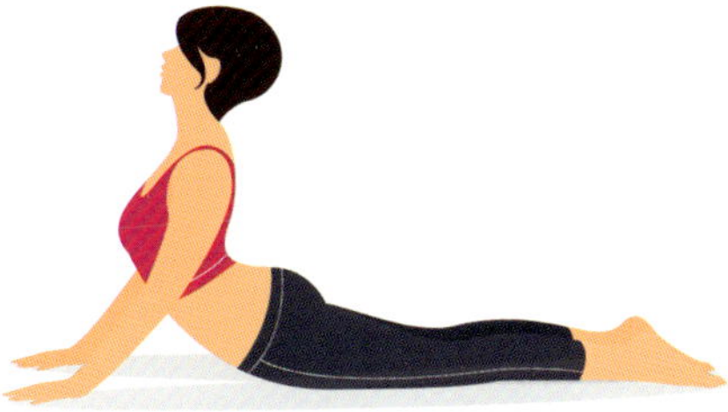

### 8. Dehnung der seitlichen Nackenmuskel

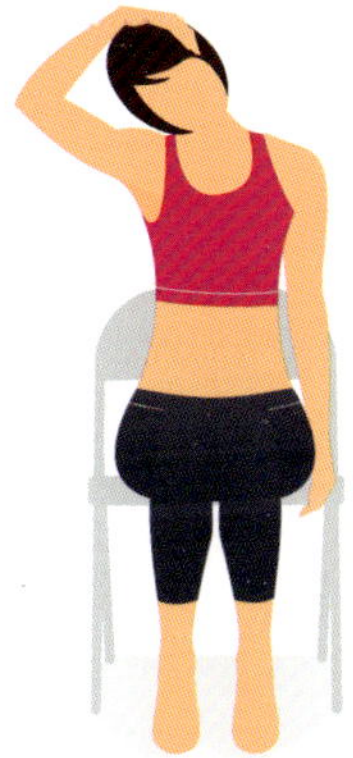

### 9. Dehnung der hinteren Schultermuskeln mit Oberarmstrecker

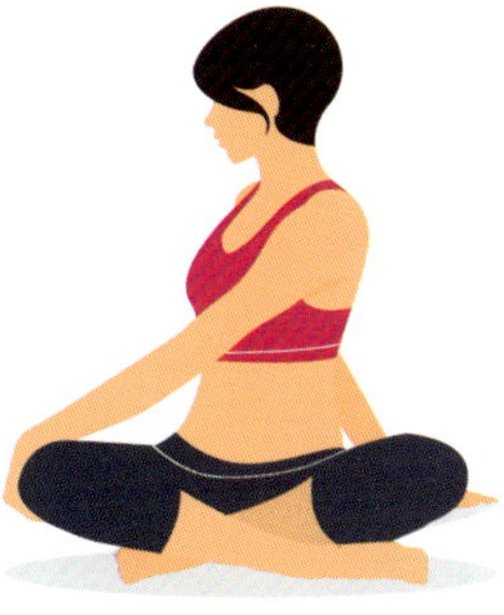

### 10. Dehnung der Muskeln der Körperseite und Oberarmmuskulatur

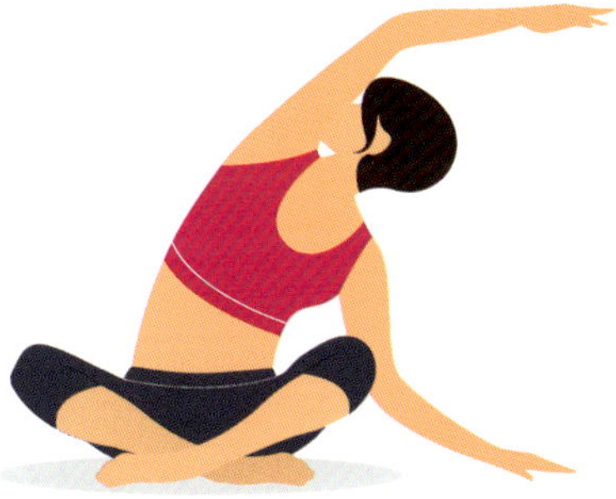

# Krafttraining-Grundprogramm

Ausdauersport steht im Zentrum Ihres Bewegungstrainings, denn ein gutes Herz-Kreislauf-System ist nun einmal das Zentrum Ihrer Gesundheit. Aber auch Krafttraining stärkt die Gesundheit, vor allem im Alter. Muskelschwund, medizinisch Sarkopenie, bereitet keine Schmerzen. Wenn die Körperkraft nachlässt, fallen das Treppensteigen und das Tragen der Einkaufstaschen schwerer, das Risiko für Stürze steigt, die Mobilität geht verloren. Dem können Sie entgegenwirken.

Kraft- und Muskeltraining sind die beste vorbeugende „Medizin" gegen Schäden am Bewegungsapparat. Kräftige Bauch- und Rückenmuskeln stützen die Wirbelsäule, beugen Haltungsschäden vor und verhindern Bandscheiben- und Kreuzschmerzen.
Durch Krafttraining gestärkte Muskeln, Sehnen und Bänder stabilisieren unsere Gelenke, schützen vor Gelenkbeschwerden und verhüten einen vorzeitigen Gelenkverschleiß. Außerdem wird durch die Festigung des Gelenkapparats das Verletzungsrisiko im Alltag, Beruf und Sport entscheidend reduziert.

Vor allem ältere Menschen profitieren vom Training der Muskelkraft. Vom 30. bis zum 70. Lebensjahr nimmt die Muskulatur des Menschen aufgrund des Muskelschwundes um 30-40 Prozent ab. 80-Jährige können bis zu 50 Prozent ihrer Kraft verlieren, wenn sie nichts dagegen tun. Nur ein geringer Teil davon ist altersbedingt, während die Hauptursachen dafür in der unzureichenden körperlichen Belastung im Alltag und ungenügenden sportlichen Aktivität liegen. Ein dosiertes Krafttraining kann diesem körperlichen Abbau entscheidend entgegenwirken. Vergessen Sie die also die bequeme Devise „Ich schone mich, weil ich alt bin".

Muskeltraining ist ohne Weiteres auch im höheren Alter möglich, wenn es nur richtig gemacht wird. Die Kraftzuwachsraten sind zwar mit zunehmendem Alter geringer, aber keineswegs weniger wichtig. Gerade bei älteren Menschen kommt es darauf an, durch Kraft- und Ausdauertraining die Knochen, Muskeln, Sehnen und Bänder zu stärken, um der Osteoporose, der erhöhten Knochenbrüchigkeit, entgegenzuwirken. Ein regelmäßiges und dosiertes Krafttraining führt nicht nur zu einer Verbesserung Ihres körperlichen Wohlbefindens, sondern hat auch positive Auswirkungen auf Ihre Psyche.

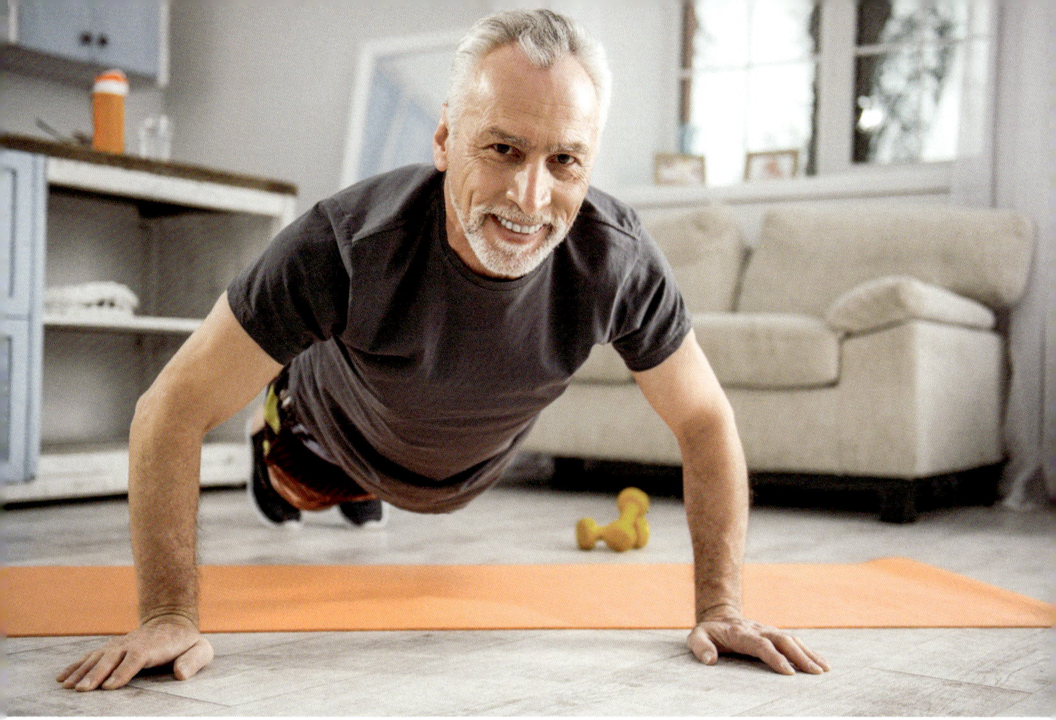

**Krafttraining funktioniert auch ohne Geräte, indem man das Gewicht des Körpers nutzt.**

Im Gesundheitssport ist folgende Trainingsmethode zu empfehlen:

- Belastungsintensität: 40-60 Prozent der maximalen Leistungsfähigkeit
- Anzahl der Wiederholungen pro Übungseinheit: 8-12
- Serien bzw. Übungseinheiten: 3-5
- Pausen zwischen den Übungseinheiten: 2-3 Minuten
- Bewegungstempo: nicht zu schnell

## So hilft regelmäßiges Krafttraining Ihrer Gesundheit:

- Krafttraining stärkt und verbessert das Muskelsystem, was uns beim Tragen oder Heben, im Beruf, bei einseitigen Belastungen, bei der Haus- und Gartenarbeit und auch bei sportlichen Aktivitäten zugutekommt.
- Beim Muskeltraining fällt der Kraftzuwachs zwar mit zunehmendem Alter geringer aus, ist aber keineswegs zu vernachlässigen. Es trägt zusammen mit dem Ausdauertraining dazu bei, der Osteoporose entgegenzuwirken.

- Kraft- und Muskeltraining beugen Schäden am Bewegungsapparat wirkungsvoll vor. Kräftige Bauch- und Rückenmuskeln stützen die Wirbelsäule. So verhindern sie Haltungsschäden und damit Bandscheiben- und Kreuzschmerzen.
- Durch Krafttraining gestärkte Muskeln, Sehnen und Bänder stabilisieren unsere Gelenke, schützen vor Gelenkbeschwerden und verhüten einen vorzeitigen Gelenkverschleiß. Außerdem reduziert die Festigung des Gelenkapparats das Verletzungsrisiko und die Sturzgefahr im Alltag, Beruf und Sport.

**Meine Empfehlungen für das Kraft- und Muskeltraining im Gesundheits- und Fitnesssport:**

- Vor dem Beginn Ihres Kraft- und Muskeltrainings steht – ebenso wie bei einem Ausdauertraining – das allgemeine Aufwärmen. Das kann durch Laufen auf der Stelle geschehen oder das Treten auf dem Standfahrrad. Das spezielle Aufwärmen bezieht sich auf die jeweiligen Muskelgruppen des nachfolgenden Programms. Es verstärkt die Durchblutung der Muskulatur und sorgt für eine höhere Dehnfähigkeit der Sehnen, Bänder und Muskeln.
- Am besten trainieren Sie nach einem festen Programm, in das Sie möglichst alle Muskelgruppen Ihres Körpers, also Schulter, Arme, Brust, Bauch, Rücken, Beine und Füße miteinbeziehen. Den optimalen Trainingseffekt und Schutz vor Verletzungen erreichen Sie, wenn Sie die Übungen richtig ausführen. Vermeiden Sie eine Pressatmung, betonen Sie vielmehr das Ausatmen.
- Ein dosiertes Kraft- und Muskeltraining können Sie bis ins hohe Alter durchführen. Dabei kommt es darauf an, richtig dosiert und regelmäßig zu trainieren. Nur dann stellen sich Erfolge für Ihre Muskeln, Haltung und Gesundheit ein. Zweimal pro Woche müssen Sie mindestens trainieren, um einen Kraftzuwachs zu erzielen. Öfter ist noch besser, im Gesundheitssport sollten Sie aber darauf achten, dass immer ein Tag als Erholungspause zwischen den Trainingseinheiten liegt.

## 1. Liegestütze zur Kräftigung der Brust, Arme und Schultern.

Wer möchte, kann unter erleichterten Bedingungen starten: Statt mit den Fußspitzen stützen Sie sich mit den Knien ab, die Beine sind nach oben angewinkelt.

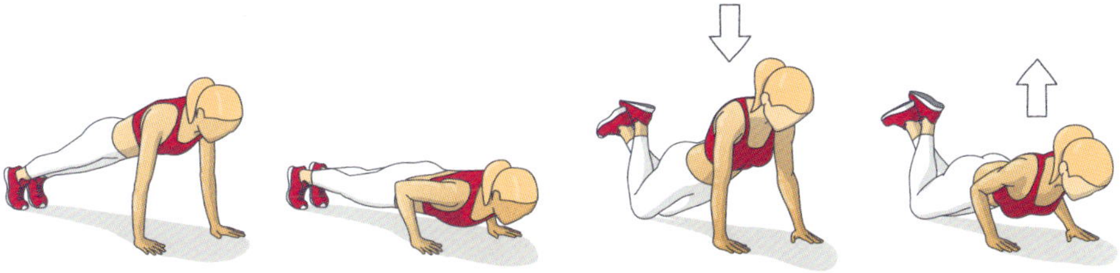

## 2. Teil-Sit-ups für die geraden Bauchmuskeln.

In der Rückenlage die Beine anwinkeln, Arme vor der Brust verschränken, Kopf und Schultern anheben und den Oberkörper in dieser Position bis zur Muskelermüdung halten.

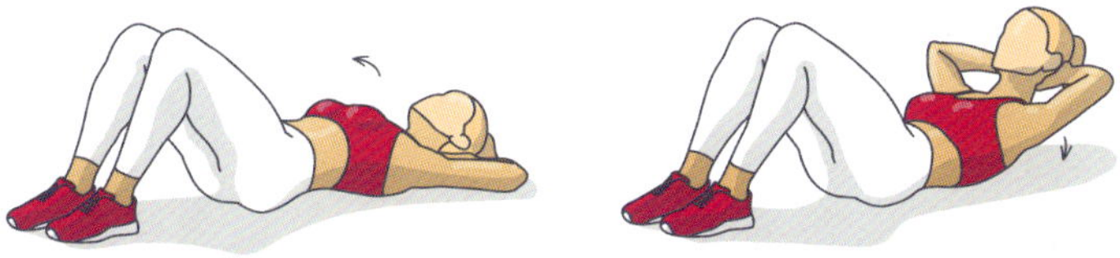

## 3. Zur Kräftigung der schrägen Bauchmuskeln (Taille)

In Rückenlage Arme seitlich ausstrecken, Handflächen am Boden. Beine anwinkeln und einen Ball zwischen den Knien halten. Dann die Beine langsam seitlich zum Boden senken und zurück zur Ausgangsposition heben. Danach dasselbe zur anderen Seite.

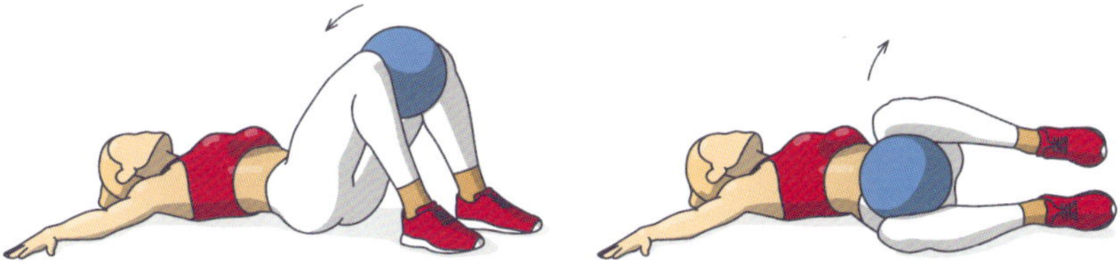

## 4. Zum Training der Rücken- und Gesäßmuskulatur

Beine in Bauchlage heben.

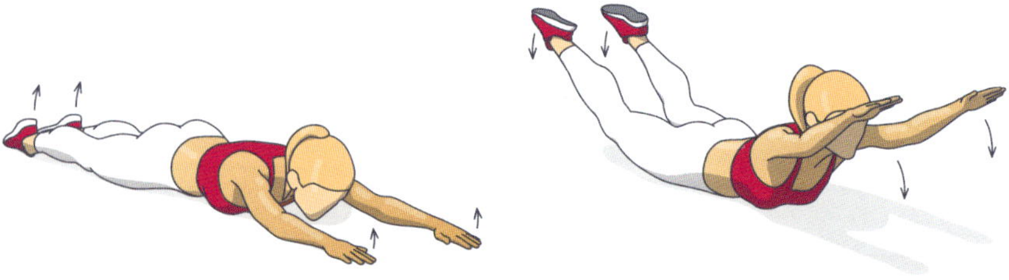

## 5. Training der Rückenmuskulatur

Im Vierfüßlerstand abwechselnd rechtes und linkes Bein nach hinten strecken. Die Übung lässt sich erweitern, indem Sie jeweils gleichzeitig mit dem Bein den gegenüberliegenden Arm nach vorn strecken.

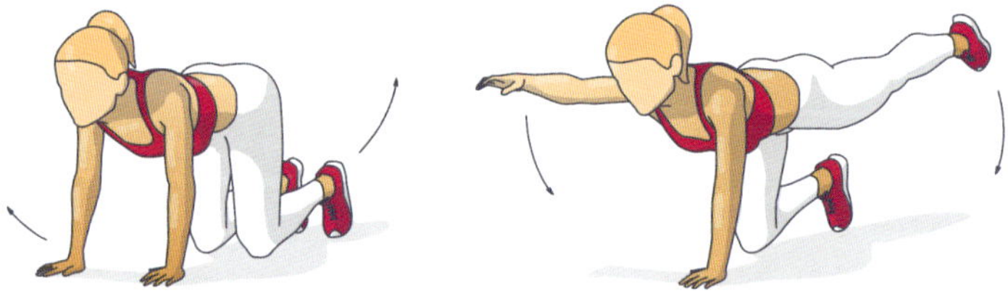

## 6. Zur Stärkung der Beine, der Oberschenkel und des Gesäß

Im aufrechtem Stand einen Ausfallschritt und wieder zurück - abwechselnd.

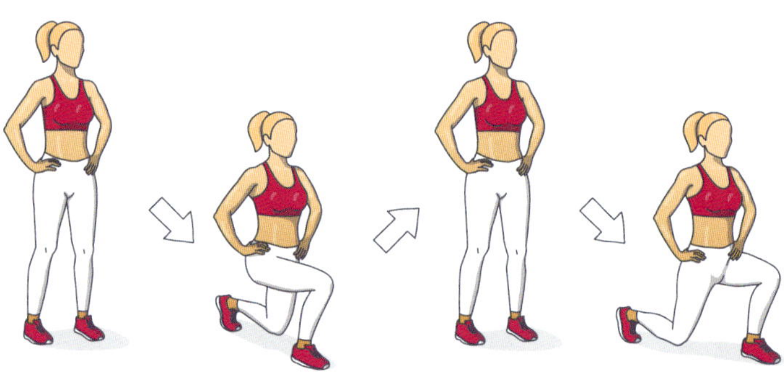

## 7. Kniebeugen zur Stärkung der Bein- und Gesäßmuskeln.

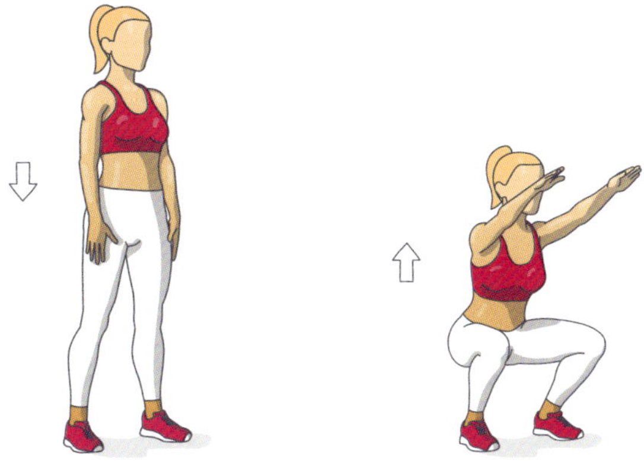

## 8. Kräftigende Übungen für die Fuß-, Bein- und Wadenmuskulatur im Stand

Ausfallschritt zur Seite und Knie beugen, rechts und links im Wechsel.

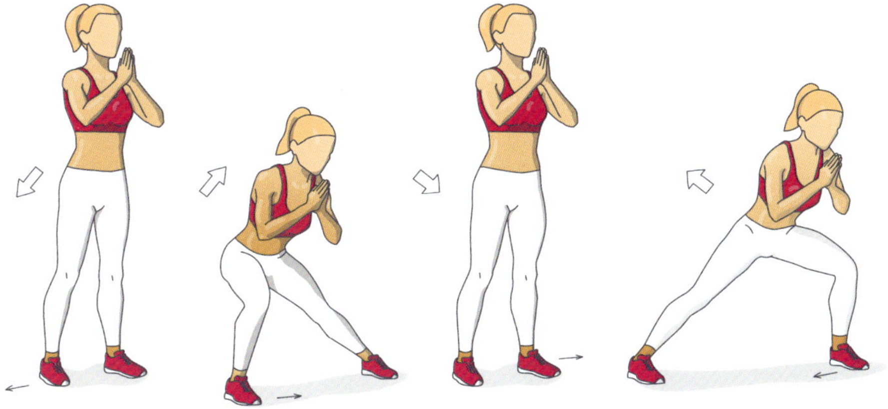

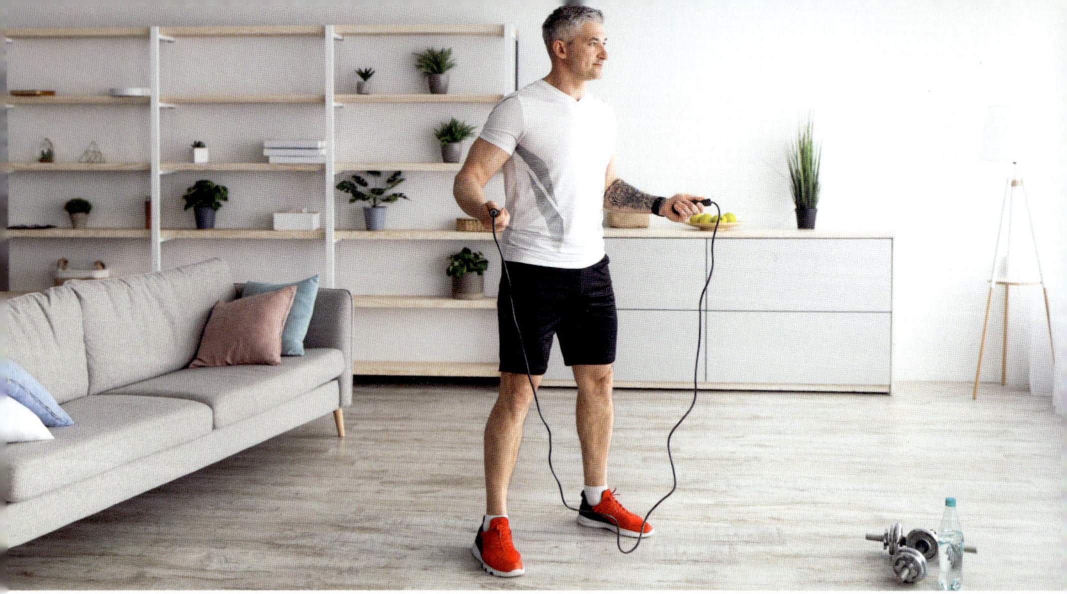

**Nicht nur für Kinder: Ein Sprungseil ermöglicht ein effektives Training von Kraft, Schnelligkeit und Ausdauer - und schult die Koordination.**

# Heimtraining mit Fitnessgeräten

Es gibt vor allem vier gute Gründe für ein Bewegungstraining auf einem Fitnessgerät zu Hause in den eigenen vier Wänden:

- Bewegung und Sport ist bei jedem Wetter, bei jeder Tages- und Jahreszeit möglich.
- Heimtraining ist maßgeschneidert für Ihr Zeitbudget und Ihren Biorhythmus.
- Bewegung und Sport finden ohne Publikum statt.
- Ein Heimtraining kann gut dem individuell optimalen Anstrengungsmaß angepasst werden.

Bei vielen Sportarten, vor allem den Ausdauersportarten Jogging, Schwimmen, Radfahren, Wandern, Skilanglauf usw. kommt man in der Regel ohne Übungsleiter und Verein aus. Meist genügt es, sich über das richtige Training aus Handlungsanleitungen oder speziellen Praxisratgebern zu informieren. Einen Überblick über die Möglichkeiten des Heimtrainings gibt die folgende Übersicht der wichtigsten Heimtrainingsgeräte.

### Hand- und Kleingeräte

- Sprungseil zur Schulung der Kraft, Schnelligkeit, Ausdauer und Gewandtheit.
- Turnstab für gymnastische Übungen zur Dehnung und Kräftigung.
- Bali-Gerät zum Muskeltraining der Arme.
- Expander für kräftigende Zug- und Druckübungen.
- Bullworker für muskelbildende Zug- und Druckübungen.

### Hanteln

- Fausthantel mit weicher Kunststoffummantelung (1, 2 oder 3 kg) zur Dehnung und Kräftigung.
- Kurzhantel für einhändige Kraftübungen; entspricht im Prinzip einer großen Scheibenhantel und kann mit verschiedenen Gewichtsscheiben (2,5-10 kg) bestückt werden.
- Kugelhantel mit Vertiefung für das Training mit Händen und Füßen.
- Lang- bzw. Scheibenhantel aus 3 cm dicken Stahlstangen unterschiedlicher Länge (120-180 cm), auf die Hantelscheiben mit unterschiedlichem Gewicht aufgesteckt werden.
- Hantelbank für Übungen im Sitzen und Liegen sowie Hantelständer zum Lagern der Scheibenhantel.

### Kompakte Heimtrainingsgeräte

- Heimfahrrad bzw. Fahrradergometer, das bekannteste und beliebteste Heimtrainingsgerät für ein Herz-Kreislauf-wirksames Ausdauertraining.
- Laufband zum Heimjogging, ebenfalls zum Herz-Kreislauf-Training geeignet.
- Crosstrainer, ein Ganzkörpergerät, wegen seines elliptischen Bewegungsablaufes manchmal auch Ellipsentrainer genannt, bei dem neben der Beinmuskulatur die Schulter- und Armmuskulatur sowie die Rumpfmuskulatur mittrainiert wird; effektives Herz-Kreislauf-Training mit hohen Fettverbrennungseffekten.
- Heim-Rudergerät, bei dem neben Herz, Kreislauf und Lunge sowohl die Arm- wie Beinmuskeln trainiert werden können.
- Trainingscenter für das Krafttraining, das in der Grundausstattung meist aus Hantelbank, Hantelständer, Kurzhanteln und Langhantel besteht und durch Bein- und Armcurler ergänzt werden kann.
- Trainingsmaschinen bzw. Trainingstürme, die an der Wand befestigt werden und ein vielfältiges sowie abwechslungsreiches Training sämtlicher Muskelgruppen ermöglichen.

Es würde hier zu weit führen, auf die genaue Wirkungsweise und die vielfältigen Trainingsmöglichkeiten aller dieser Heimtrainingsgeräte einzugehen. Die Hersteller der Geräte oder spezielle Ratgeber informieren darüber. Zum Abschluss möchte ich jedoch auf das in Deutschland wichtigste und verbreitetste Heimgerät, das Fahrradergometer, genauer eingehen.

## Fahrradergometer-Training

Mit dem Fahrradergometer lässt sich die Trainingsleistung exakt dosieren. Dadurch eignet es sich gleichermaßen für den Gesundheitssport wie für den präventiven und rehabilitativen Sport für Herzinfarkt-Patienten. Ebenso wie bei jedem anderen Ausdauertraining kommt es beim Ergometertraining auf die drei Belastungsgrößen *Dauer, Intensität* und *Häufigkeit* an. Wählen Sie als Trainingsmethode auch auf dem Fahrradergometer die Dauermethode, die die Herz-Kreislauf-Tätigkeit optimal verbessert. Beachten Sie dabei Folgendes:

Die *Belastungsintensität*, mit der Sie dabei fahren, entspricht der Trainingspulsfrequenz, wie sie sich für Sie aus Ihrem persönlichen Belastungspuls ergibt.

Die Tabellenwerte geben jeweils eine Belastungsintensität von etwa 65 Prozent der individuellen maximalen Leistungsfähigkeit an. Dies ist gerade optimal, denn bei höherer Belastung übersäuern schnell die Muskeln, und eine zu niedrige Belastung unter 50 Prozent führt zu keinen positiven Herz-Kreislauf-Trainingseffekten.

**Das Standfahrrad oder Fahrradergometer ist das beliebteste Gerät für das Heimtraining.**

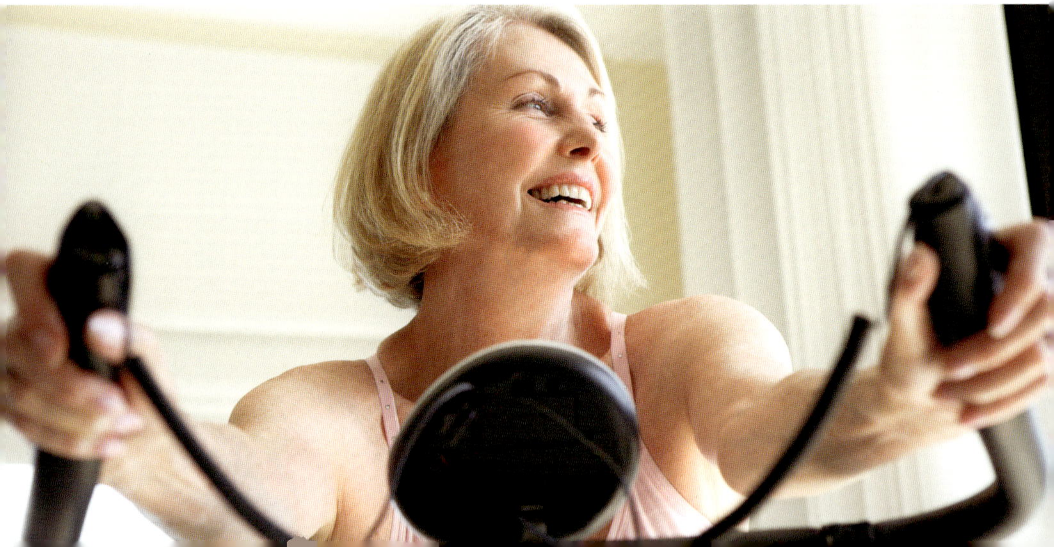

### Programm für Anfänger

*Dauer:* 8 Wochen,
*Häufigkeit:* Mindestens 2- bis 3-mal wöchentlich.

1./2. Woche: Gemütliches Fahren/Trainingsfahren (= mit individueller Trainingspulsfrequenz) im Wechsel, 2 x 3 Minuten Trainingsfahren, Fahrpausen mit gemütlichem Fahren von 3 Min. vorher, dazwischen und nachher.
3./4. Woche: Gemütliches Fahren/Trainingsfahren im Wechsel, 2 x 5 Minuten Trainingsfahren, Fahrpausen mit gemütlichem Fahren von 3 Min. vorher, dazwischen und nachher.
5./6. Woche: Gemütliches Fahren/Trainingsfahren im Wechsel, 3 x 5 Minuten Trainingsfahren, Fahrpausen mit gemütlichem Fahren von 3 Min. vorher, dazwischen und nachher.
7./8. Woche: Gemütliches Fahren/Trainingsfahren im Wechsel, 4 x 5 Minuten Trainingsfahren, Fahrpausen mit gemütlichem Fahren von 3 Min. vorher, dazwischen und nachher.

### Programm für Fortgeschrittene

*Häufigkeit:* Mindestens 2- bis 3-mal wöchentlich.

Dauertraining von 15-20 Minuten, wobei sich die Belastungsdauer je nach individuellem Interesse und Leistungsvermögen mit der Zeit auf 30 oder 40 Minuten erhöhen kann und in eine Phase der Stabilisierung einmünden sollte.
Bedenken Sie auch beim Training auf dem Fahrradergometer, dass der Kreislauf einige Zeit braucht, bis er in Schwung kommt. Es wäre deshalb falsch, sofort mit einer hohen Wattzahl zu beginnen. Fahren Sie sich anfangs langsam ein, indem Sie während der ersten Minute mit einem Drittel der angestrebten Leistung in die Pedale treten, dann in der nächsten Minute auf zwei Drittel erhöhen und erst ab der dritten Minute ganz auf Ihrer Belastungsstufe fahren, die Sie dann während der gesamten Trainingseinheit beibehalten. In der letzten Minute folgt ein „Ausfahren".

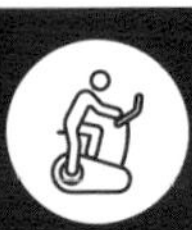

**Meine Empfehlung:**

- Nur ein regelmäßiges Bewegungstraining bis ins höchste Alter hält gesund und führt – neben richtiger Ernährung, sinnvoller Entspannung und intensiven sozialen Kontakten – zu einem gesunden und langen Leben. Es ist wie beim Zähneputzen, Regelmäßigkeit ist Trumpf, man kann nicht auf einmal für mehrere Tage Pause machen.
- In unseren europäischen Breitengraden ist es oft wetterbedingt nicht möglich ist, regelmäßig draußen Sport zu treiben. Deshalb bietet es sich an, sich ein Fitnessgerät zuzulegen, wenn man nicht in ein Fitness-Center gehen möchte.
- Vor dem Kauf eines solchen Geräts lässt man sich am besten in einem Fachgeschäft beraten. Dort kann man die Geräte auch ausprobieren.
- Ich selbst trainiere sowohl draußen mit Nordic Walking und Schwimmen als auch drinnen in meinem Arbeitszimmer auf einem Fitnessgerät bei geöffnetem Fenster. Je nach Wetterlage, Zeit-Budget, Lust und Laune. Mein Gerät ist seit über 20 Jahren ein sogenanntes Skilanglaufgerät, das anfangs etwas Eingewöhnung braucht, aber immer wieder Spaß macht, wenn man den Bewegungsablauf erst einmal draufhat. Abwechselnd trainiere ich auch auf einem Fahrradergometer mit integrierter Pulsanzeige. Inzwischen gibt es zu vielen Fitnessgeräten auch digitale Internet-Trainingsprogramme. Aus meiner Sicht ist es aber besser, sich mental auf die Bewegungsabläufe und die Körpervorgänge zu konzentrieren, um die Bewegungsvorgänge bewusst zu erleben und das gesteigerte Körperbewusstsein zu spüren. Denn viele Menschen haben in unserer bewegungsarmen Zeit ihr für eine ganzheitliche Gesundheit wichtiges Körperbewusstsein verloren. Dieser Ratgeber soll dazu anregen, es neu zu entdecken.

# Apps und digitale Helfer für den Gesundheitssport

Umfragen zeigen, dass inzwischen etwa ein Viertel aller Menschen, die regelmäßig Smartphones, Smartwatches, Tablets oder Fitness-Tracker benutzen, diese für Bewegung und Gesundheit einsetzen. Die einfachste Anwendung ist der Schrittzähler, aber spezielle Apps, die man auf diesen Geräten installieren kann, können noch viel mehr. Sie messen etwa beim Jogging oder Radfahren die Distanz, Dauer, Geschwindigkeit, Herzfrequenz, Krafteinsatz oder den Kalorienverbrauch. Andere Apps zeigen Gymnastik-, Stretching- oder Krafttrainingsprogramme für das Heimtraining mit oder ohne Fitnessgeräte. Die Auswahl ist riesig.

Die Hälfte derjenigen, die solche digitalen Helfer benutzen, geben an, sich damit mehr zu bewegen und zwei Drittel sagen, dass sie auf diese Weise Übergewicht abgebaut haben. Das klingt erst einmal gut, aber der Grat zwischen sinnvoller Anwendung und technischer Spielerei ist oft schmal. Ein Beispiel soll die Vor- und Nachteile solcher Apps aufzeigen:

Bei beliebten Ausdauer- Gesundheitssportarten wie Jogging und Radfahren wird auf den Apps meist eine Vielzahl an Parametern aufgezeigt, die in der Praxis oft überflüssig sind und eher verwirren als helfen. Wer im Wald joggt, sollte eher auf den Weg achten und die Natur genießen, als sich zu sehr mit dem Smartphone zu befassen. Wie aus dem Kapitel über den Ausdauersport zu ersehen ist, halte ich vor allem Parameter wie die Trainingsintensität für wichtig, für die ein Herzfrequenz- bzw. Pulsmessgerät sinnvoll und notwendig ist. Denn aus vielen wissenschaftlichen Studien ist bekannt, dass sich Gesundheitssportler oft unterfordern oder auch übernehmen – bis hin zum Herz-Kreislauf-Zusammenbruch. Hierbei kann ein elektronisches Gerät wichtige Informationen liefern und Stopp sagen.

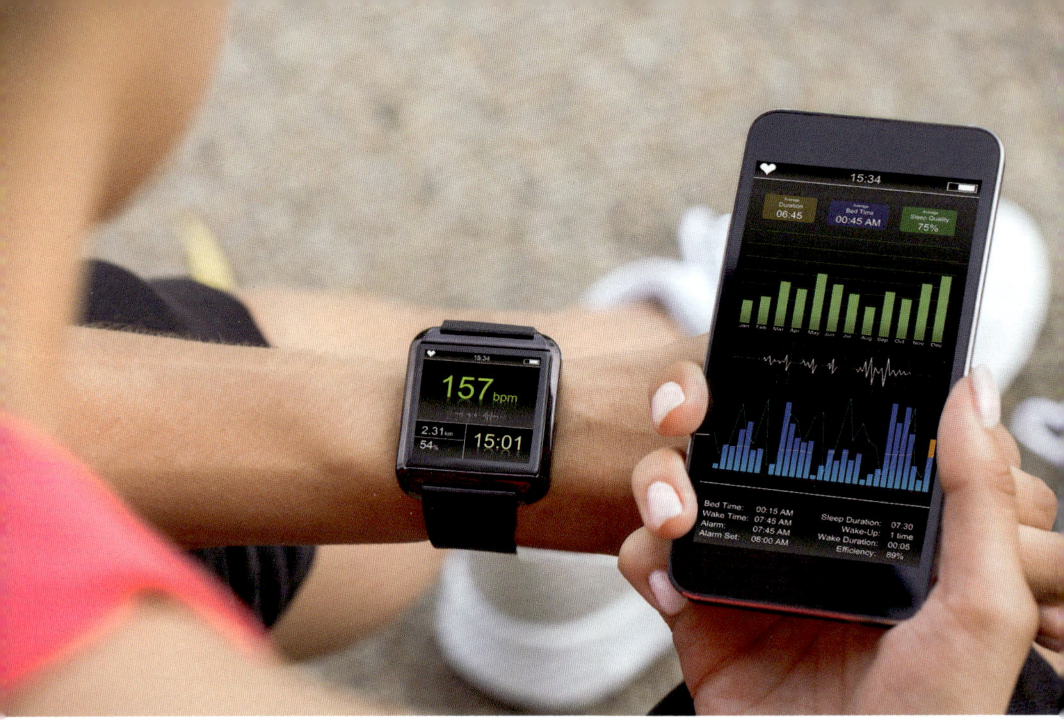


**Fitness-Apps auf dem Smartphone können Werte wie Pulsfrequenz oder die zurückgelegte Wegstrecke anzeigen. Manche bieten auch ganze Trainingspläne.**

Solche Pulsmessgeräte oder Fitness-Apps braucht man jedoch nicht permanent zu verwenden, weil es im Gesundheitssporttraining mit darum geht, dass wir unseren Körper besser kennenlernen, auf seine Signale achten und durch regelmäßige Bewegung in Form halten. Zahnpflege praktizieren wir bis zu dreimal täglich, die wichtige „Herz-Kreislauf-Pflege" durch zweimaligen Ausdauersport pro Woche schaffen die meisten Bundesbürger jedoch nicht. Fitness-Apps dienen hier sicherlich als gute Motivationshilfe, um uns an den nächsten Trainingstermin zu erinnern und dranzubleiben. Sie stellen aber nur eine von mehreren Möglichkeiten dar, die uns helfen, unsere Gewohnheiten auf Dauer zu ändern. Siehe dazu das Kapitel zur Überwindung des „inneren Schweinehundes".

**Meine Empfehlung:**

Wenn Sie sich einen Pulsmessgerät als Sportuhr am Handgelenk oder als Brustgurt zulegen wollen, lassen Sie sich am besten in einem Sportfachgeschäft eingehend beraten, um aus der Fülle der Angebote das für Sie richtige herauszufinden. Auch bezüglich der Vielzahl an Fitness-Apps gilt es, sich gut zu informieren. In meinem Verständnis von Bewegung und Sport steht allerdings nicht die Technik, sondern der Mensch im Vordergrund: Er bewegt sich nur dann gerne und dauerhaft, wenn er die wundervolle Kraft der Bewegung an sich selbst spürt und erlebt. Digitale Geräte können dabei nur eine unterstützende Funktion haben.

# Stichwortverzeichnis